JN122398

分子疫学入門

～精密医療の基礎知識～

栗山　進一

東北大学出版会

Introduction to molecular epidemiology :
Basic knowledge of precision medicine

Shinichi KURIYAMA

Tohoku University Press, Sendai
ISBN978-4-86163-320-1

はじめに

　次世代医療の方向性のひとつは、精密医療（Precision Medicine）である。精密医療は個別化医療（Personalized Medicine）ともよばれ、これの実現のため、世界中でゲノムコホートやバイオバンクが花盛りとなっている。ゲノムコホートやバイオバンクの主要な目的には、遺伝・環境相互作用の解明を試みて疾患を予測し現時点で制御可能な因子を変えることで疾患を予防すること、最適な治療法を選択すること、疾患の原因を解明して新たな治療法の開発を行うことが含まれる。こうした目的を達成するための研究に理論的根拠を与えるのが「分子疫学（Molecular Epidemiology）」という学問分野である。分子疫学は疫学の一部分というより、疫学を基礎としそこにゲノム医学や人工知能解析技術などが融合した新たな学際的領域と考える方がより実態に近い。分子疫学は今後の医学研究に欠かせない重要な学問分野であり、海外には成書も複数存在するにもかかわらず、わが国では感染症に特化した類書は存在するものの、特にがん、循環器疾患、精神神経疾患などの多因子疾患を対象とした分子疫学に関する成書は皆無である。

　以上のような背景から本書は書かれた。本書を読むことで達成すべき目標は大きく分けて2つある。

1. 精密医療とその基盤となる学問である分子疫学に関する用語を十分に理解し、異なる分野の方々の間で議論する際に、その用語を正しく使って議論できるようになること
2. 精密医療の出口は何かという問いに対する解答例を共有できるようになること

　用語の共通理解は重要である。現代の医学研究は学際的な分野が次々に登場し、様々な研究者が連携していくことが求められている。異なる分野を専門とする方々が議論しようとしても、使っている言葉の定義や理解があいまいであると、建設的かつ発展的な議論はできないであろう。例えば疫学者が「このコホートの重点疾患のひとつは自閉スペクトラム

症とし、解析にはケース・コホート研究デザインを採用した方がよい」、ゲノム医学者が「まずはアレイ解析でインピュテーションした方がよい」、人工知能解析学者が、「このデータセットはまずクラスタリングを行い、そのうえで非線形モデルを適用して解析した方がいい」と言った場合、用語の共通理解がないままで、お互いがお互いの発言の意図を理解し、これら発言に沿って今後どのようなデザインのデータを収集し、貯め、解析に供すればいいか議論を進めることができるであろうか。疫学者、ゲノム医学者、人工知能解析学者以外にも、もちろん臨床医が研究を行おうと思った際、バイオバンクの利活用に関連する用語を知らなければ、効率的かつ大規模に研究を進めることはできないであろう。1人の医師が1人でデータを集め、1人で解析することも重要であるが、バイオバンクを利活用することも極めて重要である。

　精密医療の出口についても、ある程度の共通認識がなければ、単にデータを集めて解析し、何となく有意差の出てきたものを論文として出版していくだけとなる危惧がある。誰が困っているのか、それを解決するためにはどのような医療を実現すべきかといった、精密医療の出口を共有することはその実現のために必須であろう。精密医療の出口を具体的にイメージし、共有化することの必要性は、もちろん医療政策立案者などにも当てはまる。

　本書を読むことで達成すべき目標は上記のとおり大きく2つあるが、さらに研究を行う際、あるいはその結果の解釈に当たっての、「分子疫学的なものの考え方」も身につけてもらいたいと思っている。分子疫学的なものの考え方とは、疫学がこれまで脈々と培ってきた研究デザインの妥当性検討とそれぞれの研究から得られた結果の限界を検討することに加え、ゲノムデータが加わることによる種々のエラーの入り込みの程度を、人工知能解析技術等で十分に吟味することである。また、精密医療に関する研究を行うに当たっては、どのようにデータを集めるか、蓄えられているデータにどのようにアクセスするか、アクセスしたデータをどのような手法で解析するかの実践について、読者諸氏が実際にこれ

らを始められるようその手がかりを得ていただきたいとも考えている。

　本書を読む際の予備知識としては、大学教養部での知識を想定している。本書によって学部生及び大学院学生や本領域を専門としない研究者の方々には、分子疫学研究の面白さやその学術的背景が支える次世代医療の最先端と展望をお伝えしたい。また、本領域とその周辺を含む研究者の方々には、学際的な領域の最低限の知識の取得と整理に役立つ。さらに次世代医療での活躍が期待されている臨床医をはじめとした医療従事者及び医療政策立案に従事する方など、精密医療関連業種に従事するすべての方には、研究の実施や大規模な研究計画立案の際に役立つように本書は書かれた。ゲノムコホートやバイオバンク、大規模データ解析などに関する分子疫学的素養が無ければ、今後医学研究を効果的・効率的に進めることや、そもそも次世代医療をその基本を理解したうえで実践することができなくなるであろう。最終的には病気で苦しむ方々を救うことが叶わなくなるかもしれない。

　第2章と第3章は基本的事項のまとめであるため、その分野の専門家は飛ばし読みされてもいいかもしれない。しかしながら、第2章のNested Case-Control Study 及び Case-Cohort Study の部分だけは今一度確認されるとよいだろう。その他の章はわが国ではそれほど馴染みの深いものではない事項であると思われるため、比較的ゆっくりと読まれることをお勧めする。分子疫学の基礎的概念、手法、実践例を解説し、これを入門書として上梓することで、わが国の分子疫学に関する基礎知識の普及を図ることができ、次世代医療の実現に少しでも貢献できれば幸いである。

　本書の執筆に当たっては、師である東北大学の久道茂名誉教授、辻一郎教授に有益な助言と励ましを頂戴しました。両先生方の導きがなければ本書は決して世に出ることはありませんでした。東北大学の今村文彦教授、山本雅之教授、八重樫伸生教授にもご指導賜りました。改めて厚く御礼申し上げます。東北大学東北メディカル・メガバンク機構三世代コホート室の皆様には専門的立場や実務的立場から有益な助言・助力を

数多く頂戴し、佐々木佳奈氏には作図に協力いただきました。この場を借りてお礼申し上げます。また、本書の出版に当たりご協力いただいた東北大学出版会の皆様をはじめ関係各位に心からお礼を申し上げたいと存じます。そして執筆中を含め筆者のわがままを常に甘受してくれている妻の結花と息子たち及びその家族である浩一、達哉、香澄さん、智哉に感謝します。

2020 年 3 月　杜の都仙台にて

著者しるす

目　次

第1章　次世代医療と分子疫学

1.1 精密医療（Precision Medicine）の出現

　同じような体格の方でも、ある方は糖尿病になり、残りの方は同病にならない。糖尿病に関しては肥満や運動不足など、どのような方が同病になりやすいかある程度わかってきているが、それでも肥満であっても糖尿病にならない方はおり、逆に肥満がなくとも糖尿病になる方はいる。

　なぜであろうか。おそらく肥満などに関連する生活習慣といった環境因子とともに、遺伝因子が大きく関与しているためであろうことが推測される。そこで個々人の体質、つまり遺伝的因子を十分考慮の上、ある疾患になりやすいかどうかを予測し、その確率とリスクに貢献している可変因子に基づいて個々人の疾患予防法を最適化しようというのが次世代医療のひとつの方向性となっている。これを**個別化予防**（Personalized Health Care）・**個別化医療**（Personalized Medicine）とよび、最近では**精密医療**（Precision Medicine）とよばれている。

　次世代医療の方向性のひとつはまちがいなくこの精密医療であって、世界中でその実現に向け精力的な研究とその実用化が行われつつある。ひとつの塩基配列の変異によって疾患が高い確率であらわれてくる**単一遺伝子疾患**では、比較的多くの疾患の原因が突きとめられ、さらにフェニルケトン尿症のように、遺伝子変異を有する方にはフェニルアラニン除去食を食べていただくことで症状の発現や悪化を食い止めることができるようになっている。フェニルケトン尿症とは、食べ物の中の蛋白質に含まれているアミノ酸であるフェニルアラニンをチロシンに代謝する酵素の働きが弱くなり、身体にフェニルアラニンが蓄積してチロシンが少なくなる疾患である。フェニルアラニンが蓄積すると精神発達に影響し、チロシンが少なくなると色素が作れなくなり髪の毛や皮膚の色は薄くなる。また、多くの遺伝因子と環境因子が関係していると推測されている**多因子疾患**でも、一部ではすでに精密医療が実用化されている例も

ある。例えば乳がんにおける *BRCA1* 遺伝子がある。この遺伝子は塩基配列が損傷を受けた際にこれを修復するはたらきを持った遺伝子であり、2 個の対立遺伝子（第 3 章参照）のうち 1 個に変異があって、塩基配列の損傷を修復する力が小さくなっている。このため乳がん及び卵巣がんになる確率が大きく上がっている。そこでこの *BRCA1* 遺伝子の塩基配列に変異があるかどうかを調べ、変異がある場合には乳がん検診を受ける頻度を多くする、あるいは予防的に乳房切除を行って乳がん予防を行う。

このように実用化された精密医療は少なからず存在するが、特に多因子疾患ではまだまだ実用化されたものは少ないと言わざるを得ない。次世代医療は多くの多因子疾患に関して、そのリスク予測を行い、その方あるいは似たようなグループの方にとって最適な予防や治療を提供することを目指している。

1.2 分子疫学（Molecular Epidemiology）とは？

分子疫学（Molecular Epidemiology）は疫学とゲノム医学の方法論とともに、人工知能解析技術などの解析手法等を融合させ発展させて、遺伝因子と環境因子の両者を考慮した疾患のリスク予測と原因解明を目指す学問分野のひとつである。分子疫学は精密医療の基礎を支える学問で、疫学の一部分というより疫学を基礎としそこにゲノム医学や人工知能解析技術などが融合した新たな学際的領域と考える方がより実態に近い[1]。

伝統的な疫学では因子 A と因子 B との**関連（Association）**を検討する。両者に関連があるかどうかを、偶然、バイアス、交絡などの点から精緻に検討し、臨床医学や公衆衛生活動に適用する際には、得られた結果が他の集団にも当てはまるかどうかを慎重に吟味して、人の健康向上を実現する。ただし、関連はわかるもののではなぜそのような現象が観察されるのかについては、比較的ブラックボックスとなっていることが多い（**図 1-1**）。

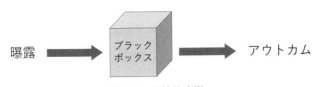

図 1-1. 伝統的疫学

　ゲノムを主な対象とした医科学、ゲノム医学では塩基配列の違い等と疾患の関連を検討するが、塩基配列の変異は疾患の発生前に起こることは間違いなく、したがってほぼ常にゲノム医学では疾患の原因を探ることになる。つまり**因果関係（Causation）**を探っている。ゲノム医学のこれまでの方法論で因果関係を十分に明らかにできればそれでよかったのだが、残念ながら期待されているほどの成果は得られておらず、多くの多因子疾患の原因解明は期待されたほどには進んでいない。その原因のひとつに環境因子を考慮していないことがあり、疫学の手法、特に前向きコホート研究の手法を必要としている。

　データの解析に当たっては、統計学を用いることが一般的であるが、高次元あるいはビッグデータを対象とする場合、次元を削減したり、データの構造に基づいて似たグループを構築するクラスタリング、非線形モデルによるリスク予測など、バイオインフォマティクスや人工知能解析技術を使う必要性が出てきている。

　こうした背景から分子疫学は生まれている。分子疫学は多くの学問の基礎や一部領域が必要であり、かつそれらが融合して相転移を起こしたものである（**図 1-2**）。相転移とは主に物理学の用語で、簡単にいうとある安定な状態から何らかの因子の影響によって別の状態に移ることをいう。例えば氷の温度が上がると水に相転移し、さらに水は水蒸気に相転移する。相転移の特徴のひとつは、前の状態と相転移後の状態が大きく異なっている点である。

　分子疫学は多くの学問の融合で成り立っているが、その基礎となっている学術分野の方々との絶え間ない議論と連携は必須である。疫学者、

公衆衛生学者、環境保健学者はもちろんのこと、ゲノム医学者、遺伝医学者、遺伝統計学者、分子生物学者、生化学者、人工知能学者、統計学者、バイオインフォマティクス学者、情報科学者、そして臨床医学者などである。

こうした背景から、分子疫学を活用して疾患に対峙しようとする方は、疫学に加えゲノム医学と人工知能解析学などのトレーニングが必要であろうし、逆にゲノム医学や人工知能解析学などを専門とする方は、疫学や公衆衛生学のトレーニングが必要であろう。そして分子疫学そのものを学ぶ必要がある。

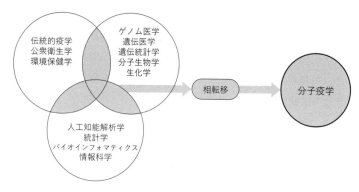

図 1-2. 分子疫学と学際領域

疫学では家系情報にはあまりこだわらない人々の集団（Population）を対象とし、ゲノム医学では家族（Family）や人々の集団（Population）を対象とする。分子疫学では家系情報のついた多くの人々の集団を対象とすることが多い。家系情報は分子疫学に必須である。人々の集団と言った際には、多かれ少なかれ家系情報は付随するものであるから、これを収集しないという選択はあまり賢明とはいえない。分子疫学では、症例対照研究デザインや前向きコホート研究デザインに、家系情報を使った研究デザインを組み合わせる。

　分子疫学研究は疫学研究に単にゲノム情報が加わったものではない。疫学ではコホート研究が盛んであり、ゲノム医学では膨大なゲノムデータからいかに意味のある情報を抽出するかに苦心している。コホート研究で採血した血液等から DNA を抽出し、それをコホートデータに合体させるだけでは、残念ながらゲノムコホートにはならない。ゲノム情報はその次元が高すぎ、単純な変数として扱うことはほぼ不可能であるからである。候補遺伝子アプローチとして塩基配列の変異を数個に絞り込み、これを変数とするだけであれば、これまでのコホート研究にゲノム情報を加えるだけでゲノムコホートにはなるが、ゲノム情報はそれほど単純なものではなく、現在では数十億個からなる塩基配列の特徴をゲノムワイドにとらえ、検討されている。したがってこうした**ビッグデータ**にさらに環境因子が加わった高次元かつ膨大な量のデータ群を扱う新たな手法が必要となっている。

　分子疫学では、遺伝子変異やバイオマーカーを対象とするため、研究開始前にどのような**生体試料**（**Biospecimens**）を収集するか決めなければならない。収集可能であるかどうかその実際のところは別にして、まずは血液や尿、唾液、毛髪、母乳、糞便、歯垢、汗、耳垢、精液、髄液、涙などの収集が可能かどうかの検討は必要である。さらに血液なら血液で、空腹時なのか、何ミリリットル必要なのかなど、詳細に議論する必要がある。また大規模かつ多地点で生体試料を扱う必要性のあることから、分子を対象とした検査では試料収集と保管の**標準化**（**Standardization**）や検査の**妥当性**（**Validity**）がより強く要求される。

1.3 関連から因果関係へ（From Association to Causation）

　関連（Association）とは因子 A と因子 B の間に正なり負なりの関係がみられることをいう。因子 A を変動させると因子 B も変動する場合もあればそうでない場合もある。例えばタバコを吸えば肺がんのリスクが上昇する。この間の関係は"関連"である。タバコを制御すると肺がん罹患数は減少することが観察され、因果関係に近いものとなっている。

因果関係（Causation）とは因子 A が因子 B の原因と推測され、因子 A の変動によって高い確率で因子 B が変動を起こす場合の関係をいう。

　分子疫学では因果関係を追究する。遺伝因子なり環境因子なり、疾患の原因となる因子を同定し、これを制御して疾患を減少させようとしている。

　疫学はもともと感染症の制御からスタートしている。英国の**ジョン・スノー**は、1854 年に大流行した疫病コレラに対し、疫学的手法を用いてその終息を実現した。コレラが流行した当初は全く原因がわからず人々は恐怖に慄いていた。スノーは一見何の関連もないと思われる飲み水にも着目し、詳細な調査を行って、ブロード・ストリート界隈にあるポンプ井戸の水の摂取とコレラ症状との関連を見出した。そこでスノーは、この水の摂取を止めれば恐怖の病の拡散を食い止めることができるのではないかと考えを拡張し、それを実施したところ、この病は終息に向かっていった。この例からもわかるとおり、原因はどうあれ水の使い方と疫病との間の"**関連（Association）**"さえわかれば、これを抑え込むことができる場合がある。

　このコレラの例のように関連が明らかとなることで疾患を制御できればそれはそれでよいのだが、がんや心臓病、糖尿病、精神神経疾患、アレルギー疾患といった感染症に代わって増加してきた遺伝因子や生活習慣などが複雑に関連する多因子疾患では、例えばタバコを吸う方では肺がんが多くみられるという関連を突きとめることは可能であるものの、タバコを吸っている方でも肺がんにならない方は存在するし、タバコを吸わない方でも肺がんになる方はいる。そこで遺伝因子と環境因子を統合し、肺がん罹患との関係を観察することで、因果関係に近い事象群を同定して、個人あるいはその個人と似たような小さなグループの方々の肺がん予防を実現しようとするのが精密医療の役割のひとつである。分子疫学は精密医療に学術的な基礎を与える。

　分子疫学では、遺伝子変異や他のバイオマーカーを使って、曝露から最初に起こる事象と、その次に起こる事象、その次というようにつなが

り、最後に疾患に達する連続する事象の部分部分を分子レベルで解明しようとする（**図1-3**）。ただし、いくら部分部分を細かくしていくといっても、所詮ある因子とある因子との間には明確な因果関係を論ずることは難しいことに注意は必要である。つまり喫煙と肺がんを関連というなら、特定のゲノム配列とそこから転写されてくるRNAも常に一対一ではなく、またなぜそうなるのかをさらに突き詰めれば、分子レベルから原子レベル、さらには陽子、中性子、電子レベルや挙句の果てはクオークのレベルまで探求していかなければならない。ただ分子レベルで話をすれば、「よりもっともらしく」説明することができるということである。

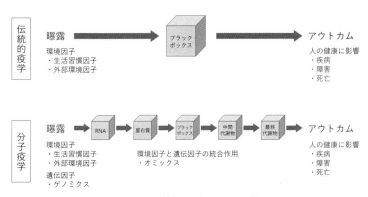

図1-3. 伝統的疫学と分子疫学

分子疫学ではブラックボックスを少なくし、因果関係を多くとらえて、より効果的な予防・治療を目指す。ただし、それぞれの矢印「➡」が100％の確率で右側に移行するわけではないことに注意。自然現象はある確率でしかt時間後の状態を予測できない。ゲノミクス、オミックスについては、第3章参照。

　分子疫学の特徴を列挙すると、以下のとおりとなる。
　　①分子疫学は、疾患の原因に関する知識を増加させる。
　　②分子疫学は、疾患の原因を探索する研究を専門とする科学者の
　　　研究を促進する。
　　③分子疫学は、公衆衛生を向上させる。

Column | 風が吹けば桶屋が儲かる

　「風が吹けば桶屋が儲かる」は日本のことわざで、可能性の低い因果関係を突飛な論理展開で無理矢理つなげたこじつけを指すといったように理解されることが多い。ただ論理展開がどうあれ、100回風が吹いて96回桶屋が儲かったという事実が確認されれば、こじつけとばかりは言っていられない。何らかの「関連（Association）」があると推測することは自然な思考回路のように思われる。では関連があるにしても、その途中経過がよくわからないと、桶屋が儲かるための事象として風ばかりに頼らなくてはならなくなる。また、風が吹いても桶屋が儲からなかった場合、その原因を突きとめて対処することもできない。

　そこで風が吹くと次に何が起こり、その次に何が起こり、最終的に桶屋が儲かることに至るかの因果関係の連鎖からなるカスケードが欲しくなってくる。感染症のように特定の水道水を飲むという風が吹けばコレラの発症というような桶屋が儲かる現象がほぼ常にみられるのであればこの感染症を制御することも可能であるが、やはり原因微生物を突きとめ、より有効な予防法と治療法を開発したい。多因子疾患ともなると益々関連のみでは対処できなくなってくる。疫学とともに分子疫学が必要とされるゆえんである。

文献

1) Wild C, Vineis P, Garte S, et al. Molecular Epidemiology of Chronic Diseases. John Wiley & Sons, Ltd. England. 2008.

第2章　分子疫学に必要な疫学の基本的事項

2.1 疫学とは？

　疫学（**Epidemiology**）は、人の集団あるいは個人を対象として、疾患とその規定因子との関連を明らかにする科学である。ギリシャ語の Epidemiologia を語源としている。epi=upon（上に）demos=people（人々）logia=science（学）である。しいて言えば、人々の上におおいかぶさる（人々の間に多発する）事象に関する学問ということになる。特に疫学では、**曝露**（**Exposure**）と**アウトカム**（**Outcome**）との**関連**（**Association**）あるいは**因果関係**（**Causation**）を探求するという考え方をする（**図2-1**）。

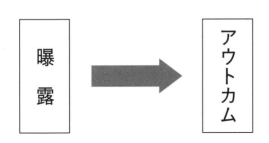

図 2-1. 曝露とアウトカム

疾病の規定因子を曝露（Exposure）とよぶ。何らかの因子に曝露することによってアウトカム（Outcome）が増加したり減少したりすると考える。曝露は必ず時間的に疾病の前になければならない。

　曝露（Exposure）とは、アウトカムとして着目している状態より時間的に前に存在し、その方の健康に影響を与えるある状態である。アウトカムが得られた後、このアウトカムが曝露になることもある。曝露にはタバコのようなものもあれば、毎日60分以上歩くなどの生活習慣も含まれる。曝露のうち健康に望ましくない影響を与えるものを**危険因子**

（Risk Factor）とよんでいる。曝露には生活習慣や環境化学因子、生物学的因子、社会的因子から遺伝因子まで含まれる。

　曝露の測定には種々の方法がある。調査票による質問、採血などによる生体試料中のある物質の濃度測定などである。最も好ましいのは、その方がどのような分子からどの程度の曝露を受けているか、部分的な評価にとどまらず、システマティックに十分な精度で評価できることである。しかしながら現実はそう簡単ではない。

　食事の評価を考えてみる。その方が何を食べているか、評価することは容易なことではない。多くの種類の食べ物・飲み物があり、それらについてさまざまな量を時系列で摂取していく。最も信頼できるとされているのが食事記録法である。3日間程度何を食べたかを克明に記録していってもらう。ゴールドスタンダードとよばれる。このような手法は多くの場合、コストがかかり過ぎたり、対象者の方々の負担が大きくなり過ぎる。このためより簡便な手法が用いられることも多い。その例のひとつが食物摂取頻度調査票である。調査票では食べ物や飲み物の摂取頻度とおよその摂取目安量を質問している。「これで本当に食物の摂取状況を把握できるのだろうか」という不安にさいなまれる。肝心なことは、曝露の評価に当たっては、多く摂取している方を少ないと評価するなどの「誤分類」の問題が常に存在していることを認識しておくことである。

　アウトカム（Outcome）は曝露に引き続いて起こってくる事象で、疾患罹患、死亡、要介護、医療費などを含む。何らかの因子に曝露することによってアウトカムが増加したり減少したりすると考える。前向きコホート等の追跡調査は、このアウトカムをとらえる作業である。

　疫学では曝露とアウトカムの関係を明らかにし、曝露からアウトカムを予測して曝露の制御を行い、これによって疾患の頻度をコントロールしようとしている。

2.2 研究デザインの選定が命
　人を対象とするため疫学では研究デザインを十分に工夫する必要があ

る。マウスやラットでは、ケージで飼育して栄養、運動などすべてを管理して実験することができる。人ではこのようなわけにはいかない。現実に人生を送っている人であるから、自由に食事もするだろうし、運動の仕方もさまざまである。したがって、種々の因子と疾患との関連をより科学的に検討しようとすると、どうしても研究デザインの工夫が必要となる。簡便で安価であるものの信頼性が相対的に劣るものから、実施が難しく費用はかかるものの信頼性の高いものまでさまざまである。どのような研究デザインを採用するかが、人を対象とした研究の価値を大きく左右する。倫理的に許容される範囲で、かつ対象となる方に最大限の敬意と配慮をもって研究デザインを設計しなければならない。

2.2.1 疫学研究デザイン

　研究デザインは大きく観察研究と介入研究に分けられる。観察研究は研究参加者に介入することなく、その方がどのような遺伝的な因子を保有し、どのような環境因子に曝露されているかを“観察”しながら、曝露と疾患との関連を探求していく。介入研究では、その方の可変な曝露に介入して、その影響をみていく。

　　1. 観察研究（Observational Study）
　　　（1）記述疫学（Descriptive Epidemiology）
　　　（2）分析疫学（Analytical Epidemiology）　　　　　　　信頼度
　　　　　ア）生態学的（地域相関）研究（Ecological Study）　　低
　　　　　イ）横断研究（Cross-Sectional Study）
　　　　　ウ）症例対照研究（Case-Control Study）
　　　　　エ）前向きコホート研究（Prospective Cohort Study）　高

　　2. 介入研究（Intervention Study）
　　　　　ア）非ランダム化比較試験　　　　　　　　　　　　　低
　　　　　　　（Non-Randomized Controlled Trial）
　　　　　イ）ランダム化比較試験
　　　　　　　（Randomized Controlled Trial）　　　　　　　　高

図2-2. 一般的な疫学研究デザインとその信頼性

研究デザインにはヒエラルキーがあり、**図2-2**のようになっている。その研究デザインの信頼性と予算や実行可能性を考慮してどの研究デザインを採用するか決定する。

横断研究

　曝露とアウトカムの測定が同時期である研究デザインである。例を挙げると、現在の食塩摂取量と現在の血圧を同時期に測定し、その関連をみようとする場合がこれに当たる。こうした場合、何が問題であろうか。最も問題となる可能性があるのは、曝露がアウトカムの出現によって影響を受けている可能性があることである。つまり血圧が高くなることによって減塩している場合、解析結果は、「食塩の摂取量が少ない者は血圧が高い」となるかもしれない。このような現象を「**因果の逆転（Reverse Causation）**」とよんでいる。緑茶摂取とがんの有無との関連を図にすると、**図2-3**のようになる。

緑茶摂取とがんとの関連を検討したい

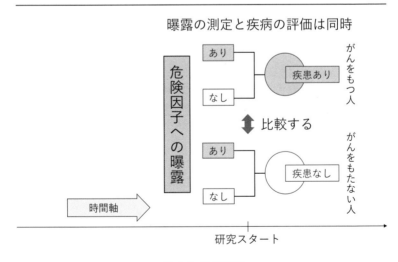

図2-3. 横断研究

Column ｜ 観察とは?

　疫学研究デザインは観察研究と介入研究に分類される。観察研究では対象者に特に影響を与えずに曝露を測定し、介入研究では曝露を人為的に変化させ、その影響をみるとされる。本当に観察研究では対象者に影響を与えていないのであろうか。

　ある部屋の中に牛がいることをどのようにして認識するか。特に牛に影響を与えることなく、その位置などを観察できると考えるであろう。では微細な粒子の場合はどうであろうか。どうすればその粒子の位置や速度を観察することができるであろうか。陽子や中性子などの微細な粒子の位置を測定したいと思えば、光子のようなやはり微細な粒子をその粒子にぶつけ、跳ね返ってきた光子の位置や速度からある特定の粒子の位置などを推し量るしかない。

　同様に牛についても実は光を当て、跳ね返ってきた光の具合によって牛の存在を推定しているのである。つまり観察では常に観察対象への影響が避けられない。疫学における観察研究も対象者に影響を与えるのは必至で、生活習慣を調べれば、そのことで生活習慣を改善するかもしれない。

　「観察」、「介入」、「侵襲性」といった言葉によって研究を分類することがある。観察研究と介入研究を分ける要素は曝露の侵襲性の大小ではない。例えば服薬の侵襲性は比較的小さいが介入研究でよく用いられる。観察研究と介入研究を分類する要素は、「自発的であれ受動的であれ通常行っている行為を相対的に大きく変えるかどうか」である。観察研究であっても多少なりとも行為を変える可能性があるが、介入研究ではこれが相対的に大きい。さらに研究の倫理的な側面などを検討するのであれば、「侵襲性の大小」、「予想される範囲を超える帰結に至る可能性が一定以上大きいか」、「研究結果に影響を与えるような利益相反があるか」などを考慮して研究を分類すべきかもしれない。

症例対照研究

　疾患を有する方と疾患を有しない方を対象に、アウトカム以前の過去の曝露を測定して比較する研究デザインである。比較的多く採用される。横断研究の欠点であった因果の逆転を避けるため、曝露はアウトカムの前のものを測定するようにする。この点が症例対照研究のキモである。先の例であれば、食塩摂取量は血圧が高くなる前のものを測定することとなる。しかしながら過去のものを測定するわけにもいかず、対象者に思い出してもらうことが多い。「5 年ほど前、あなたはどれくらい食塩を摂っていましたか」と問うが、すでにおわかりのとおり、症例対照研究では曝露の測定において十分な精度を確保できる保証はない。過去のことを思い出してもらうために入ってくるバイアスを「**思い出しバイアス（Recall Bias）**」という。この思い出しバイアスの例としては、症例となった方々が何かの摂取量を聞かれた際に、実際よりも多めあるいは逆に少なめに回答するような現象がある。

　また、症例対照研究では、選択バイアスというものの影響も大きくなる傾向にある。本研究デザインでは、症例となる方々とその病気と診断されていない方々とを比較するが、病気ではない方で研究に参加してくださるような方々は一般的に、健康意識が高く、生活習慣も一般的な方々と比較して異なることが多い。これを「**選択バイアス（Selection Bias）**」という（図 2-4）。

後ろ向きコホート研究

　この研究デザインは誤解を受けやすいデザインである。正確な定義を行うためには、「コホートの設定」、「曝露の測定」、「アウトカムの測定」の 3 つがいつ行われたかに注目しなければならない。

　前向きコホート研究ではまずコホートの設定が行われ、その後その方々に対して曝露の測定を行い、続いて追跡調査を行ってアウトカムを測定する。このため追跡調査の途中でアウトカムを得られずに行方不明になった方々が存在した場合、この方々のデータは観察打ち切りとして

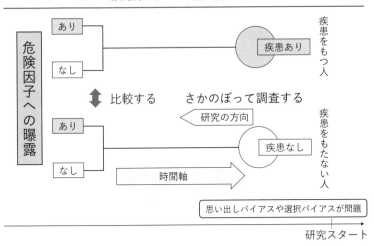

図 2-4. 症例対照研究

データ解析時に何らかの配慮を行う。例えばコックス比例ハザードモデルであれば観察打ち切りとして、その後の予後はアウトカムを観察されている方々と同じと仮定して解析を行う。ただし、ロジスティック回帰モデルを適用するためにはすべての方々に対してアウトカムの測定が完了していなければならない。

　後ろ向きコホート研究ではすでに曝露の測定とアウトカムの測定が行われており、その曝露とアウトカムともに測定できている方々を対象としてコホートを設定する。本来の前向きコホート研究デザインのように、はじめにコホートを設定して追跡していた場合と比較し、死亡や転居などで行方不明、観察打ち切りとなった方々の存在を同定することができない。後ろ向きコホート研究の大きな限界のひとつは、本来存在していたであろう途中でいなくなった方々の影響を考慮できない点にある。ではどのような場合にこの後ろ向きコホート研究デザインが採用されるかというと、過去の記録などを調べていると、曝露とよんでいいようなデー

タが存在し、現時点で消息や疾患の罹患などがわかっている方々が存在
しているような場合、例えば職域などの場合、この後ろ向きコホート研
究デザインを採用して研究を実施する。

　後ろ向きコホート研究は、データが得られた後に研究を開始するデザ
インのことをいうのではではない。もし、現在ふと机の横をみたら、過
去のある時点で○○人の方々が存在するというデータがあり、その時点
の曝露情報が記録され、さらに現在までにすべての方々がどのような転
帰であるかも記録されていれば、仮に今から研究を開始したとしても、
そのデータを使用して前向きコホート研究を実施することは可能である。

　後ろ向きコホート研究は後ろ向きコホート研究とよぶよりも、コホー
トの設定が後からになる研究デザインのため、「後（あと）からコホー
ト研究」とよぶ方がより適切であると思われる。

Column｜コホートとは？

　コホートとはもともとは古代ローマにおける歩兵隊の単位を
意味していた。200 人〜 300 人ほどの歩兵隊が出兵した際、何
人がけがをし、何人が死亡し、何人が生きて帰還したかを記録
していた。

　疫学ではコホートは一定期間にわたって追跡される人々とい
う意味で使われる。単位は比較的大きく、数百人から数十万人
となるコホートもある。

　コホートの前に研究デザインを追記することが多い。例えば、
前向きコホート研究、後ろ向きコホート研究などである。ゲノ
ムコホート研究といえばゲノムを扱うことを前提にデザインさ
れたコホート研究と思えばいい。

前向きコホート研究

　ある時点で人々の集団を特定し、その時点の曝露を評価して、その人々の集団を追跡してアウトカムを評価していく研究デザインである。症例対照研究で憂慮される思い出しバイアスと選択バイアスを避けることが可能となる。介入を許されない曝露、例えば喫煙してもらうことや有害化学物質などに曝露してもらうなどの影響を評価する際には前向きコホート研究を採用するしかない。特にゲノムの状態がアウトカムに与える影響を評価したいのであれば、現在のところ塩基配列に介入するわけにはいかず、ゲノムコホート研究デザインを採用するしかない。

　ただし、前向きコホート研究は観察研究であるから、ある時点で曝露のありなしを測定して人々を2つの集団に分けた場合、その2つの集団はその曝露の有無以外にも多くの曝露が異なっている可能性がある。このため可能な限り多くの曝露を測定しておいて、解析の段階で統計学的に補正するあるいは層別化解析を行う。それでも補正しきれない曝露はどうしても残ってしまう場合があることに留意が必要である（**図 2-5**）。

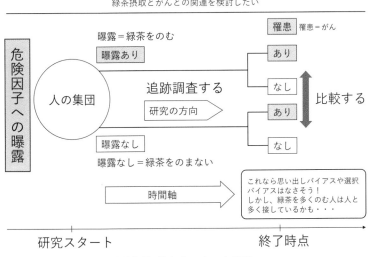

図 2-5. 前向きコホート研究

前向きコホート研究は比較的エビデンスレベルの高い研究結果を得られるため、ランダム化比較試験とともに、曝露とアウトカムの関連を検証するための主要な研究デザインとなっている [1]。

ランダム化比較試験（Randomized Controlled Trial; RCT）

これまで述べてきた観察研究とは異なり、ランダム化比較試験は介入研究である。対象者を2群またはそれ以上にランダムに分け、介入群には効果を検証したい因子に曝露してもらい、対照群には介入を行わない（図2-6）。

ランダム化比較試験では、前向きコホート研究で残っていた課題、制御しきれない交絡因子まで制御可能となり、その信頼性は高い。しかしながら、よくない影響を与えるような因子やゲノム因子など現在のところ可変とはいえない因子についてはこのデザインを採用することはできず、また、倫理的な課題とともに、対象者がこの研究デザインに参加して有効性が1人程度でしかみられない場合、このデザインはほぼ無力である。

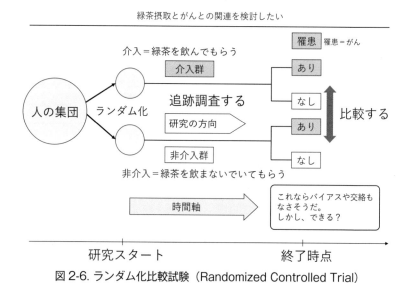

図2-6. ランダム化比較試験（Randomized Controlled Trial）

2.2.2 コホート内症例対照研究（Nested Case-Control Study）

コホート内症例対照研究は、前向きコホート研究デザインの亜型であり、追跡調査を行った後コントロール群を非ケース群からランダムに抽出して比較する（**図 2-7、図 2-8**）。全対象者の曝露あるいはアウトカムデータがない場合でも、ある程度妥当性の担保された解析が可能である。

基本的なデザインとしては前向きコホートであるが、ある曝露因子の測定に多額の経費がかかるような場合、例えば 1 人当たりのゲノム解析に 10 万円かかったとすると、10 万人コホートでこの曝露をすべて測定すると 100 億円の予算がかかってしまう。そこで前向きコホートと症例対照研究を併せたようなデザインを採用する。基本的には前向きコホート研究であるが、ある程度追跡調査が進んだ段階で、症例となった方々とその対照となる方々を抽出し、曝露を測定して解析するものである。例えば先の例の 10 万人コホートであれば、症例として 300 例、対照として 300 例を選べば、6,000 万円の予算で解析可能である。もちろん 6,000万円は大きな金額であるが、100 億円と比較するとはるかに研究実施可能性は大きくなる。

アウトカムの測定に手間や経費の掛かる場合にも、本研究デザインは活用可能である。例えば自閉スペクトラム症研究では、医師の観察に加え、国際的にゴールドスタンダードとされている ADI-R（Autism Diagnostic Interview-Revised）や ADOS（Autism Diagnostic Observation Schedule）などを用いて診断する。ADI-R は国際ライセンスを持った検査者が 2 ～ 3 時間をかけて患者さんの保護者、特に母親に患者さんが 4 ～ 5 歳の時の様子をインタビュー形式で聞き取っていく。ADOS では患者さん本人を検査者が 1 時間ほど観察し、各項目をスコア化していく。このように自閉スペクトラム症の診断のためには多くの手間とコストがかかり、コホート全員あるいはたとえスクリーニングで陽性となった方に限定しても、これを実施することは容易ではない。自閉スペクトラム症の場合、スクリーニングで絞り込んだとしても、数%は陽性となるため、10 万人のコホートであれば、5%として 5,000 人に ADI-R 及び ADOS を実施しなければなら

なくなる。そこでコホート内症例対照研究デザインを用い、例えばスクリーニング等で極めて可能性が高いと判断される 300 人の患者さんに ADI-R と ADOS を実施し、これとは逆にどの角度から判断しても自閉スペクトラム症ではないと考えられる患者さん 300 人を対象として抽出する。合計 600 人の患者さんを対象としてゲノム情報や環境因子などを用いコホート内症例対照研究を実施することにより、研究開始後の比較的早期に研究成果を得ることができる可能性がでてくる。

　コホート内症例対照研究では、曝露は事前に測定されているため、症例対照研究でみられる思い出しバイアスは問題とならないが、選択バイアスは残存する。また、研究対象とする疾患ごとに、ケースとコントロールを選択するため、コントロール群を固定できるような場合と比較し効率はあまりよくない。また、ケースを除いたうえでコントロールを選ぶため、コントロール内には例えば血圧値の高い方は除かれている。このためコントロール内で血圧値を連続変数、つまり量的形質として解析することは難しい（**表 2-1**）。

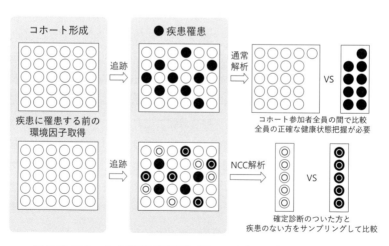

図 2-7. コホート内症例対照研究（Nested Case-Control Study）

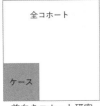

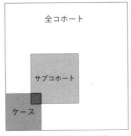

図 2-8. 前向きコホート研究、コホート内症例対照研究、
　　　ケース・コホート研究（Case-Cohort Study）の比較

表 2-1. コホート内症例対照研究とケース・コホート研究の特徴

コホート内症例対照研究	ケース・コホート研究
全対象者の曝露やアウトカムデータがない場合でも、比較的妥当性の担保された解析可能	全対象者の曝露やアウトカムデータがない場合でも、比較的妥当性の担保された解析可能
コントロールを非ケースから選択	サブコホートを全コホートから予めランダムに選択しておく
ケースの種類ごとにコントロールを選択して解析するため、あまり効率はよくない	着目するケースを変えても、サブコホートは同じであるため、比較的効率的
コントロール内では、量的形質の解析困難	サブコホート内で、量的形質の解析可能

2.2.3 ケース・コホート研究（Case-Cohort Study）

　ゲノムコホート研究において、コホート内症例対照研究と並びよく用いられるデザインである。**図2-8**、**図2-9**のようにコホート設定の段階でサブコホートを全コホートからランダムに選択し設定しておく。その後アウトカムがそれなりの数に達して解析可能となった際に、このサブコホートとアウトカムをもった集団、つまりケースの集団とを比較する。当然ながら当初設定していたサブコホートからも今回の解析対象であるアウトカムが出現してくるが、サブコホートにおいてアウトカムの出現した集団は、ケース集団に入れる[2]。

　本研究デザインはコホート内症例対照研究と同様に、全対象者のゲノムデータがない場合でも、妥当性の担保された解析が可能である。着目する疾患を変えてもサブコホートは同じであるため、比較的効率的である。サブコホートにはあらゆるバリエーションの量的形質が含まれるため、このサブコホート内で量的形質に関する解析が可能である（**表2-1**）。

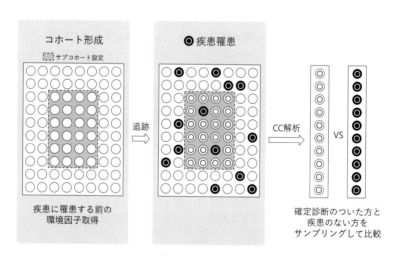

図 2-9. ケース・コホート研究（Case-Cohort Study）

Column | ランダム化比較試験の限界

　イレッサという肺がんの薬がある。承認された当初からあまり効かないのではないかと指摘され、改めてランダム化比較試験を行ったところその効果が否定された。しかしながらその後、ある遺伝因子をもっている患者さんでは、著効することが確認された。結局のところ肺がん患者さんのうち、10人に1人程度の患者さんがこの遺伝子変異をもっており、この患者さんでのみ有効であるというのが真相であった。イレッサの例は、ランダム化比較試験を行う際、その適格基準が重要な要素のひとつであることを物語っている。もし10,000人に1人しか効かない薬があり、その薬の種類が10,000通りあった場合、その有効性をどのように検出すればいいか。このあたりはこれまでのRCTの限界と言わざるを得ず、たとえ適格基準をそれなりに絞っても、その有効性を見出すことはできないであろう。RCTの暗黙の仮定のひとつは、「もしその薬に有効性があれば、それはある割合以上の人々に効く」ということであるから、やはり10,000人に1人有効性のみられるものを見つけることは難しい。

　ある疾患概念があったとして、その疾患と診断できそうな方々のうち、一部の方々には有効そうであると考えられるときは、その有効性が認められると思われる方々の例えば遺伝子変異を特定し、それを適格基準としてRCTを行うことが必要であろう。

2.3 バイアス

　バイアス（Bias）は真の値より大きいまたは小さいといった特定の傾向をもつ誤差のことで、**系統誤差**（**Systematic Error**）ともいう。バイアスは何らかの偏りであるととらえるとわかりやすい。

　誤差とは測定などから得られた値と何らかの方法で別途とらえた真の値と考えられるものとの差のことである。バイアスに対して測定値の確率変動による誤差を**偶然誤差**（**Random Error**）という。偶然誤差は特定の傾向、方向性をもたない。

　バイアスの制御は分子疫学研究にとって最も重要な課題のひとつである。ある調査や研究を行って、得られた結果が統計学的に有意であれば、それらがすべて真実であるといえるようであれば、それほど苦労なく真実を明らかにしていくことができるであろう。残念ながら自然はそのような単純な構造になっていないようである。偶然誤差であれば、検討対象の数を増やせば小さくなっていくが、系統誤差はいくら検討対象を増やしても小さくなっていくことはない[3]。

　バイアス（Bias）の語源はシェークスピアのリア王のようである。著者の知る限り、久道茂東北大学名誉教授がその著書「がん検診判断学」の中で初めてこの点を指摘している[4]。

　バイアスは様々な方向から入り込んでくるが、大きく３つに分けると理解しやすい。バイアスは対象者を選ぶときに入り込む**選択バイアス**（**Selection Bias**）、曝露やアウトカムを測定するときに入り込む**情報バイアス**（**Information Bias**）、データを解析する際に考慮しなければならない**交絡**（**Confound**）である。

Column ｜ Biasの語源

　Bias（バイアス）の語源は William Shakespeare, King Richard the Second Act III Scene IV [The duke of York's garden.] Enter the Queen, and two Ladies. のようである[4]。

Queen 　What sport shall we devise here in this garden,
　　　　 To Drive away the heavy thought of care?
Lady 　 Madam, we'll play at bowls.
Queen 　'Twill make me think the world is full of rubs
　　　　 And that my fortune runs against the bias.

　ここで Queen がいっている bias は世間の偏見といった意味が一番近いであろう。その後偏り一般として用いられている。

　選択バイアスとは研究対象となる方々を選ぶ際に入り込む系統誤差である。横断研究を例にするとわかりやすい。わが国における 20 歳の人の平均的な体重を推定したいとする。この場合、標本集団として相撲部屋を選んだとしたらどうだろうか。おそらく平均的な値よりは、より大きな値を得ることになろう。母集団の特徴を知りたいときに標本集団を選ぶわけであるが、**図 2-10** のとおり、その標本集団で得られた結果が母集団に当てはまるかどうか、その**外的妥当性**に留意しなければならない。

　選択バイアスとしては、症例対照研究における対照群の選択の際にも大きな課題となる。同研究においては、症例群として同定された集団と背景が同様な集団から対照群を選択しないと、偏りの大きな解析結果を生む可能性がある。例えば症例群として A 市にある病院のすい臓がん患者さんを選び、対照群としては B 市にある健康教室に通っている同年代の方々を選んだとする。年齢についてはマッチングされているもの

の、患者群はA市の近郊に居住する方が多いだろうし、対照群はB市の近郊に居住する方が多いであろう。この場合A市とB市で所得や交通網などに差があれば、居住する方々の特性は異なってくるであろう。これが曝露とアウトカムの関連に影響してくることは十分に予想される。さらに健康教室に通える方は経済的にも恵まれているかもしれないし、もともと社交性の強い方々の集団かもしれない。

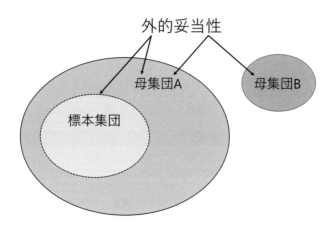

図 2-10. 外的妥当性

　情報バイアスとしては、曝露の測定の際に入り込む思い出しバイアス（Recall Bias）がある。例えばコーヒー摂取と胃がんに関する症例対照研究を行ったとしよう。対照群の方々は胃がんになっていないので、「あなたは5年ほど前、コーヒーを1日に何杯飲んでいましたか」と聞かれた際、およその数字をそのまま答えるであろう。しかしながら胃がん患者さんが同様の質問をされた場合、心理的な影響を無視できない。「自分はなぜ胃がんになってしまったのだろう。このような研究が行われるということはコーヒーが胃がんの原因だったんだな。そういえば自分は多く飲んでいた気がする。いや確かに多く飲んでいた」と考えて、より

多めのコーヒー摂取量を回答するかもしれない。これが情報バイアスのひとつである。

　アウトカムの測定の際にも情報バイアスは入り込む。医師がある疾患を診断する際、ランダム化比較試験で自分の患者さんが介入群と対照群のどちらに割り付けられているかを知っている場合、自分が有効であると信じている介入群に割り付けられた患者さんにはより少なく診断を下すかもしれないし、逆に対照群の患者さんには相対的に過剰に診断を下すかもしれない。これらはアウトカム測定の際の情報バイアスである。

　交絡（Confound） とは曝露の効果が他の変数の効果によってかく乱されるために生じるバイアスのことである。コーヒーを多く摂取している方の間に肺がんの発生が多くみられた場合、これら 2 つの変数の間に関連があるといえるであろうか。この場合は、コーヒーを多く飲んでいる方では喫煙率が高いという現象が伴い、喫煙の効果がコーヒーの効果をかく乱し、交絡となっている。これまでの研究で交絡を十分に制御した場合、コーヒーが肺がんと関連しているという報告は見当たらない。別の例として有名なものは、出生順位とダウン症候群の有病率との関連である。出生順位が後になるほど、ダウン症候群の有病率は高くなっている[5]。これはもちろん、母の年齢が交絡となっている。

　交絡はその存在を意識しないと調べることはできず、見かけ上の関連だけが観測される。交絡となりうるもの（潜在的な交絡因子）は、研究においては可能な限り対処したい。コホート研究においては、観測して調整することが一般的である。ランダム化比較試験においては、ランダム割付によって影響を除去する。研究デザインと誤差の制御は **図 2-11** のとおりである。

　分子疫学では症例対照研究と前向きコホート研究デザインを採用することが多いため、種々のバイアスの入り込みには常に留意しなければならない。

Column | アメリカ大統領選挙における世論調査

　選択バイアスの有名な例として、アメリカ大統領選挙における世論調査がある。1936 年のアメリカ大統領選挙予測の際に、2 つの会社で標本抽出の方法が異なり、調査結果に大きな違いが生まれた。この選挙ではフランクリン・ルーズベルト候補とアルフレッド・ランドン候補の 2 人が有力とされ、このいずれの候補が勝つのかに世間の耳目が集まっていた。当時の世論調査では、「リテラリー・ダイジェスト」という雑誌を出版する企業と「ギャラップ」という企業がそれぞれ世論調査の結果を出し、前者はランドン候補が優勢と伝え、後者はルーズベルト候補が有力と伝えた。両者は異なる結果をはじき出したが、どちらかというと当時の人々はリテラリー・ダイジェスト誌を信用する傾向が強かったようである。なぜなら同社はギャラップ社と比較し、調査において圧倒的に多くの方々を調査対象としていたからである。リテラリー・ダイジェスト誌は 200 万人以上の方々を調査対象とし、ギャラップ社のそれは 3,000 人であった。しかしながら、開票の結果、ルーズベルト候補が 60% の票を得て勝利した。

　なぜこのような結果になったのか。それは調査対象者の抽出方法が両者で大きく異なっていたからである。リテラリー・ダイジェスト誌では、同誌の購読者や電話利用者などを主な調査対象者としていた。これに対してギャラップ社は、投票権のある人々の集団を性別、収入、居住地区などでグループ分けを行い、それぞれのグループに対して一定の割合で対象者を抽出するという手法を用いた。抽出された標本は投票権を持つ人々の集団の特性により近いものとなっており、ギャラップ社は大統領選の結果を的中させた。

症例対照研究
　選択バイアス：対照として調査に協力的な方を選ぶ
　情報バイアス：思い出しバイアス

前向きコホート研究
　交絡因子を完全に制御できない

ランダム化比較試験
　未知の交絡因子まで制御できる

図 2-11. 研究デザインと誤差の制御

2.4 対象者の選定はどうあるべきか？

　選択バイアスの項で議論したとおり、対象者の選び方は深刻なバイアスの入り込みを許してしまう。人を対象とする研究であるから、まずどのような方に研究に参加していただくか、つまりどのように対象者を選定するかを決定しなければならない。その選定に当たっては、代表性の考慮が重要な要素となってくる。

　例えば胎児コホートを形成するのであれば、その代表性の確保のため**図 2-12** のような段階を踏み、それぞれの段階で留意すべき点を念頭においてコホートとその解析対象を選定していく。

　集団全体（Source Population）とは、その研究で効果を確かめたい大本の集団のことである。例えば日本人集団全体などがその例となる。欧米で検証された研究結果をそのまま日本人に当てはめることには注意が必要であり、日本人を対象にした研究が必要となる場合が多い。

　次に**調査対象者**（Target Population）を選定することとなる。本来なら日本人集団について研究したいのであるから、日本人 1 億 3 千万人すべてを対象にすればいいのであるが、研究の実行可能性からそのようなことはできない。したがって、例えば○○県○○市の住民などを調査

集団全体（Source Population） 日本において妊娠の確認されたすべての胎児	この子どもたちの健康を守りたい。ここでコホート形成できれば理想的だが、仕方なく調査対象を絞り込んでいく

調査対象者（Target Population） 調査地区を選定し、妊娠の確認された胎児を対象とする ※集団全体を代表していることが必要	＋	選定地区以外の地区において妊娠の確認された胎児

調査参加者（Study Population） 同意（代諾）の得られた胎児 ※通常はここでコホート形成	＋	同意（代諾）の得られなかった胎児 ※可能な範囲で同意、非同意グループ間の比較が必要

解析対象者（Analyzed Population） データのある胎児 ※個々の仮説検証で解析対象者は異なってよい		曝露データのない胎児 ※曝露データあり、なしグループ間の比較が必要

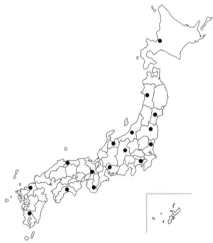

偏った地区の選定と低い同意率
は外的妥当性に影響

● 調査対象地域

図 2-12. コホート形成の流れ：日本において妊娠の確認された胎児が対象の場合

対象者（Target Population）として選定する。当然ながら〇〇県〇〇市は住民の特性などについて日本全体を代表するような地域であることが望ましい。現実的にはそのような市町村は存在しないであろうから、日本全国から 10 ～ 20 か所ほどを抽出することなども解決策のひとつとなる。調査対象者（Target Population）の決定に当たっては、適格基準と除外基準を明確にしておくことが必要である。年齢は何歳から何歳までなのか、住民といった場合、住民基本台帳に登録されている方なのかそうではない場合を含むのかなどである。

　調査対象者（Target Population）が決定したらその方々を対象に調査参加の声掛けを行う。同意いただいた方々の集団は**調査参加者（Study Population）**を形成する。したがって同意率が低くなりすぎると調査対象者（Target Population）とは特性の異なる集団となり、そこから得られた研究結果を、そのまま同意をいただけなかった集団に適用することが難しくなってくる。

　最後にある解析を行おうとする場合、調査参加者（Study Population）の方々のうちで曝露の情報などに欠損のない集団で解析する。この解析対象集団を**解析対象者（Analyzed Population）**とよんでいる。この解析対象者（Analyzed Population）が集団全体と似かよっていればいるほど、外的妥当性（**図 2-10**）に優れた調査となる。

　代表性は日本全国からある都道府県を選ぶ際のみで課題となるものではない。例えばある県の中でコホート研究を実施しようとする場合、調査対象者（Target Population）を県民のうち大学病院に通院している方や健康診断を受けた方などに限ってしまうと、県民を代表していることにはならず、その外的妥当性に関する限界には常に注意が必要である。

2.5 データ解析と結果の解釈

　前向きコホート研究であれば、人年法によって観察期間を算出し、曝露群と対照群との間でアウトカムの出現頻度を比較する。伝統的な疫学では重回帰分析、多重ロジスティック回帰分析、コックス比例ハザード

モデル解析などの一般的な多変量解析を行うことが多い。

　データの解析に当たっては、そのデータから望まれている成果を知らされていない第三者的な人物によって解析されることが望ましい。

文献

1)　Kuriyama S, Shimazu T, Ohmori K, et al. Green tea consumption and mortality due to cardiovascular disease, cancer, and all causes in Japan: the Ohsaki study. JAMA. 2006;296:1255-1265.
2)　野間久史. ケースコホート研究の理論と統計手法. 統計数理. 2014;62:25-44.
3)　Rothman KJ. ロスマンの疫学第 2 版（原著：Epidemiology An Introduction 2nd edition）. 篠原出版社. 東京. 2013.
4)　久道 茂. がん検診判断学. 東北大学出版会. 仙台. 2010.
5)　Stark CR, Mantel N. Effects of maternal age and birth order on the risk of mongolism and leukemia. J Natl Cancer Inst. 1966;37:687-698.

第3章　分子疫学に必要なゲノム医学の基本的事項

3.1 ゲノムとは何か

　ゲノム（**Genome**）とは、遺伝情報を担う塩基配列のすべてのセットのことである。遺伝情報は**染色体**として細胞核の中に格納されている。遺伝情報を担う物質の単位は、**DNA**（**Deoxylibonucleotide**）で、DNA に刻まれた 4 種類の**塩基**、アデニン（A）、チミン（T）、グアニン（G）、シトシン（C）の組み合わせが遺伝情報となっている。この塩基がかたまりとなってある情報をひとつの単位として保有している場合、この塩基のかたまりを**遺伝子**とよぶ（**図 3-1**）[1]。

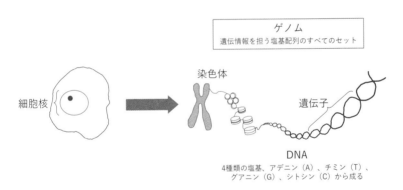

図 3-1. ゲノム・染色体・DNA・塩基・遺伝子

　人を構成する細胞にはゲノムが備わっている。染色体は細胞分裂の際によくみえるようになる DNA の集合体で、人では多くの場合 46 本である。人の体細胞は 22 対の常染色体と 1 対の性染色体をもっている。男性は XY、女性は XX である。人の体細胞は 2 倍体であり、配偶子は 1 倍体である。

　DNA は自己複製し、次世代に情報を伝える。DNA の塩基配列は

RNA ポリメラーゼによって **mRNA（Messenger RNA）** に転写され、mRNA はタンパク質合成の鋳型としてタンパク質のアミノ酸配列を規定する。DNA から RNA を経てタンパク質が構成されるという流れはすべての生物に共通しており、**セントラルドグマ**とよばれる（**図 3-2**）。

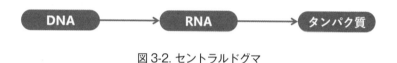

図 3-2. セントラルドグマ

　ゲノム解読の結果、人のゲノムはおよそ 30 億の塩基対の配列からなり[2)]、約 23,000 個の遺伝子が存在することが明らかとなっている。ゲノムのすべての塩基対のうち、**エキソン**の塩基数の総計はおよそ 4,800 万、**イントロン**のそれはおよそ 11 億である。したがってゲノムのなかで遺伝子領域は約 3 分の 1 で、エキソンは約 1.6% である（**図 3-3**）。塩基対は英語で Base Pair とよばれ、1 塩基を 1bp と表記する。

　ゲノムの半分以上は**繰り返し配列**とよばれる部分である。繰り返し配列部分は、**散在反復配列**、**縦列反復配列**、その他からなる（**図 3-3**）。

　ゲノム上には同じ配列が多数存在している箇所があり、これが散在している場合、散在反復配列とよんでいる。散在反復配列はその長さによって、Long Interspersed Element（LINE）、Short Interspersed Element（SINE）に分けられる。LINE は 6 〜 8kbp、SINE は 100 〜 300bp の長さである。LINE はおよそ 90 万コピー、SINE は 130 万コピーであると考えられている。

　ゲノム上でごく短い塩基配列が隣接して多数繰り返している場合、縦列反復配列とよんでいる。ゲノム上には散在反復配列、縦列反復配列に加え、大きな断片が重複して存在している領域などもある。

　散在反復配列、縦列反復配列、大きな断片の重複した繰り返しなどからなる繰り返し配列の詳細な機能はわかっていない。**遺伝子砂漠**ともよ

ばれるが、この領域が RNA 転写に関与していることがわかってきており、何らかの機能をもっているものと推測されている（**図 3-3**）。

　遺伝子はエキソンとイントロンとに分かれ、実際にアミノ酸構成に寄与するのはエキソン部分である。mRNA を構築する際にはイントロンは除去される。この除去の過程を**スプライシング**とよぶ。

人のゲノムの構成

塩基配列をグループごとに寄せ集めて並べると・・・

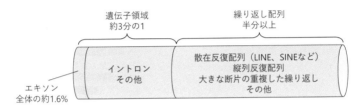

エキソンとイントロン

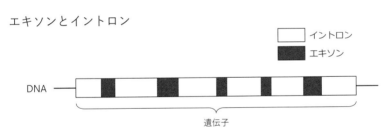

図 3-3. 人のゲノムの構成と真核生物の遺伝子構造

3.2 ヒトゲノムの多様性

　ある人とある人のゲノムを全体としてみてみるとよく似ているともいえるが、細部を詳細に検討すると種々の違いがあり多様性がある。ゲノムの多様性は個人の体質に関係し、疾患への罹りやすさなどに大きく関与している。

　人のゲノムの多様性としては、一塩基多型、短い塩基配列の挿入 / 欠失、反復配列多型、コピー数多型、染色体の大きな領域の重複・欠失な

どがある（**図 3-4**）。分子疫学ではこうした多様性と環境因子の組み合わせが疾患に与える影響を吟味していく。疾患との関連を探索する際には、一塩基多型を中心とすることが多いが、遺伝因子と環境因子の探索の過程では、他の多型の存在を十分に念頭に置いておくことも重要な点である。

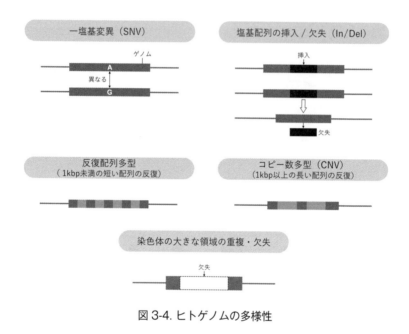

図 3-4. ヒトゲノムの多様性

一塩基変異（Single Nucleotide Variation; SNV）

　一塩基変異（Single Nucleotide Variation; SNV）は、染色体の同じ位置の一塩基が人によって異なることをいう。SNV は**エスエヌヴィ**と読むことが多い。一塩基変異のうち人集団の中でその変異をもつ人の割合が 1% を超える場合、**一塩基多型**（Single Nucleotide Polymorphism; SNP）とよぶ。SNP は**スニップ**と読む。この 1% を境目とすることには厳密な定義や意味があるわけではなく、慣例として 1% を用いている。

　SNP は個人間でゲノムを比較すると約300万〜400万カ所異なっている。つまりゲノム全体でみた場合およそ 1,000 塩基ごとに 1 カ所ほど SNP が存在することとなる。この場合異なっている部位の数え方は半数体ゲノムあたりの数で表している。本来は 2 本の染色体ともに異なる場合と片方の染色体のみ異なる場合があるはずであるから、厳密には倍数体のゲノム全体を検討して異なる部位の総数を数えるべきである。つまり約30億塩基対の倍、約60億塩基対についてその違いを数える。しかしながら、通常は半数体ゲノムあたりの数で表している。

　一塩基変異は、遺伝子の内部に存在する場合、遺伝子の外部に存在する場合と比較して相対的にその影響は大きい。ゲノムの 3 分の 2 程度を占める遺伝子以外の領域における一塩基変異は、それほど大きな影響を与えないと考えられる。しかしながら、遺伝子から相当程度離れた遺伝子以外の領域の配列でも、転写の活性などに影響を与える場合がある。

　遺伝子における一塩基変異は、イントロンに変異がある場合とエキソンに変異がある場合に分けられる。イントロンにおける変異は、多くの場合遺伝子の機能に影響がないと考えられるが、遺伝子の転写効率を調節する部位、エキソンとの境界に存在するスプライシングを規定する配列などでは、相応の影響があるものと考えられる。

　エキソンの中にある変異であっても、遺伝子機能に影響を与えない場合もある。一塩基変異のうち、転写され形成されてくるアミノ酸が不変のものを**サイレント変異**とよんでいる。塩基の置換が異なるアミノ酸の置換に結び付かないため、この塩基の置換のことを**同義置換**という。ここでいう置換とは変異の中での塩基の置き換えのことを指しており、挿入や欠失は含まない。これとは異なりアミノ酸が変わってしまう変異を**ミスセンス変異**とよぶ。塩基の置換が異なるアミノ酸の置換に結び付くため、この塩基の置換のことを**非同義置換**という。

　さらにある部位で翻訳が止まってしまう Stop コドンに変わる変異を**ナンセンス変異**とよぶ。ナンセンス変異ではこの部位でタンパク質合成が止まってしまうため影響は大きい。コドンとは、RNA の塩基配列が、

タンパク質を構成するアミノ酸配列へと翻訳されるときの、各アミノ酸に対応する 3 つの塩基配列のことをいう。

　挿入／欠失（In/Del）のうち、mRNA が変化してしまうような変異は**フレームシフト変異**とよばれ、それ以降のアミノ酸配列がすべて異なってしまうため影響は大きい。

　以上を整理すると、サイレント変異では生体への影響はほぼみられないが、ミスセンス変異、ナンセンス変異、フレームシフト変異はいずれも大小さまざまな影響を与える。

　一塩基変異の検出には **SNP アレイ**を用いることが多い。2 種類の配列に対応した塩基配列をチップとよばれる土台のうえにその位置情報とともに並べておき、検体として持ち込まれた塩基配列がそのどちらに結合するのかを観察することでその検体の塩基配列を推定する。この結合をハイブリダイゼーションという。検体として持ち込まれた塩基配列をあらかじめ蛍光色素によって標識しておき、ハイブリダイゼーションした位置を情報としてとらえることができるようにしておく（**図 3-5**）。このようにして蛍光色素によって光を出している位置情報を分析することで、塩基の種類を推定していく。

反復配列多型

　反復配列多型はおよそ 1kbp 未満の短い塩基配列の反復で、1 〜 5 個の塩基の配列を繰り返すマイクロサテライト、数〜数十個の塩基の配列を繰り返すミニサテライトなどが含まれる。これらの反復数が人によって異なる。

　SNP、マイクロサテライト、ミニサテライトなどは、時代によってその活用頻度は異なるものの、いずれも疾患関連遺伝子の探索に用いられてきた。また、個人識別などの際にミニサテライト多型が用いられることがある。

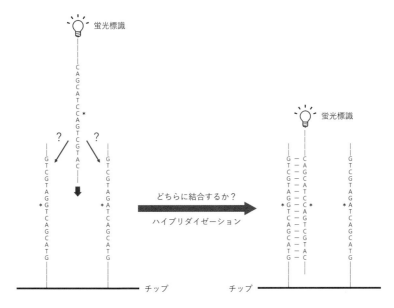

図 3-5. SNP アレイ

挿入 / 欠失（In/Del）

　塩基配列の挿入（Insertion）あるいは欠失（Deletion）をいう。In/Del とも表記され、**インデル**と読む。In/Del にはさまざまな種類の塩基配列が挿入されたり、欠失したりする。散在反復配列である SINE が挿入されたり欠失したりすることもある。また、マイクロサテライトやミニサテライトは、特定の塩基配列が挿入されたあるいは欠失したとみなすこともでき、これらを In/Del とよぶこともできる。反復配列以外の In/Del ももちろん存在する。

　In/Del は疾患の原因となる場合があり、一塩基多型に加え疾患の原因を探索する際に常に頭に入れておかなければならない存在である。

　In/Del の中にはエキソンそのものが重複や欠失を起こしている場合がある。この場合、通常生成されてくるタンパク質が変化している場合があり、病的な原因となることもある。

コピー数多型（Copy Number Variation; CNV）

コピー数多型は英語で **Copy Number Variation**（**CNV**）とよばれ、**シーエヌヴィー**と読んでいる。CNV とはおよそ 1kbp 以上の長い塩基配列のコピー数が個人間で異なることを指している。比較的長い配列であるから、遺伝子そのものがコピーされることもあり、このため人によって遺伝子のコピー数が異なるという状態も存在する。遺伝子の数が異なることによって、さまざまな病態が惹起される可能性のあることは、多くの報告で指摘されてきた。例えば 21 番染色体が 1 本多いことによってダウン症候群となり、性染色体の多寡によってもさまざまな病態を生じうる。

CNV の測定には **CGH アレイ**を用いることが多い。CGH とは Comparative Genomic Hybridization の略である。被検査試料及び対照試料から DNA を精製し、DNA を一本鎖にした後、それぞれ異なった色の蛍光色素で標識する。これらをあらかじめチップ上に配置した多数の DNA と競合的に結合、いわゆるハイブリダイズさせる。チップ上の DNA はあらかじめ 1 種類のものに精製しておく。チップ上の DNA に結合した被検査 DNA と対照 DNA の蛍光シグナルを定量化し、被検査試料の蛍光シグナルと対照試料のそれの量比から、被検査試料のコピー数を推定する。

CNV は Charcot-Marie-Tooth 病、ヒト免疫不全症候群 (Human Immunodeficiency Syndrome)、全身性エリテマトーデスにおける糸球体腎炎の罹患などと関連することが報告されており、自閉スペクトラム症を含む多因子疾患との関連も報告されてきている[3)]。ひとつの塩基配列変異よりも CNV が原因となる遺伝性疾患が多いことも推測されている[4)]。

3.3 遺伝学の基礎
減数分裂

人の個々の細胞は 22 対の常染色体と男性では XY、女性では XX の性染色体を有する。合計では 46 本である。精子及び卵子は配偶子とよばれ、

生殖を司っている。配偶子に存在する染色体は、精子では22本の常染色体とX染色体またはY染色体、卵子では22本の常染色体とX染色体である。

　配偶子がつくられる際には染色体を46本もつ生殖細胞系列の細胞が染色体の複製を行い、その後染色体複製を行わない分裂を2回繰り返して、染色体が23本の配偶子ができる。配偶子は体細胞と比較して染色体の数が半分になるため、配偶子をつくる際の分裂を**減数分裂**とよんでいる（**図3-6**）。

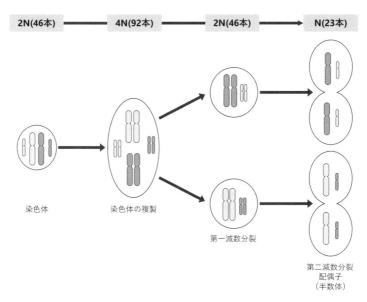

図3-6. 減数分裂

連鎖と組換え

　減数分裂過程における染色体の複製後（**図3-6**）、相同染色体同士相同な部分で染色体の一部分の交換が起こる。この結果、父親由来と母親由来の部分が混在した染色体ができる。こうした染色体の入れ替えを乗

換えといい、遺伝子として染色体が入れ替わることを**組換え**とよんでいる。乗換えがあっても乗換えが2回起こり結果として遺伝子が同じ染色体に存在すれば、組換えではない。

　染色体乗換えの頻度は種々の因子で異なることが知られている。性別では女性の方が男性より乗換えの頻度が高い。染色体の部位でみてみると、セントロメア付近では頻度は低く、染色体の末端部に近づくと頻度が高くなっている。どのような因子が乗換えと関連するかを検討することは、どのような因子が突然変異と関連するのかと合わせ、興味深い研究テーマである。

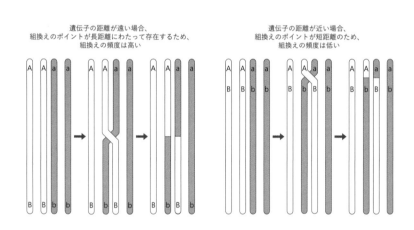

遺伝子の距離が遠い場合、
組換えのポイントが長距離にわたって存在するため、
組換えの頻度は高い

遺伝子の距離が近い場合、
組換えのポイントが短距離のため、
組換えの頻度は低い

図 3-7. 組換え頻度と遺伝子間距離

　同一染色体上にある2つの遺伝子は、その距離が近いほど組換えが起こりにくく、距離が遠いほど組換えは起こりやすくなる（**図3-7**）。したがって2つの遺伝子の距離が近いほど次世代に同時に受け継がれる確率が高くなり、集団行動をとる。この集団行動を**連鎖**とよぶ。100回の減数分裂あたり1回の組換えが起こる塩基配列上の距離を1cM（センチモルガン）とよんでいる。2つの遺伝子が独立ではなく連鎖している

状態を**連鎖不平衡**（Linkage Disequilibrium; LD）状態にあるという。減数分裂時の組換えには組換えを起こしやすい領域、いわゆるホットスポット領域が存在すると考えられており、ホットスポットの位置を検討することも興味深い研究テーマである。

アレルとハプロタイプ

　配偶子が受精して染色体が再び46本となって受精卵を形成し、細胞分裂を繰り返すことで個体へと成長する。父親由来の染色体と母親由来の染色体は互いに同一ではないもののよく似ているため、相同染色体とよばれる。

　父親由来と母親由来の2本の相同染色体の同じ部位に存在する2つの遺伝子をそれぞれ**アレル**あるいは**対立遺伝子**とよぶ。「対立」という言葉から少々わかりにくくなっている概念であるが、同じ部位にある遺伝子各々を指しており、時々機能面で対立している遺伝子と考えるとわかりやすい。同一アレルをもつ場合を**ホモ接合**、異なるアレルをもつ場合を**ヘテロ接合**とよんでいる。遺伝子が存在する部位を**遺伝子座**（Locus、Loci）という。

　ある生物の集団に存在する遺伝子のすべてを**遺伝子プール**とよんでいる。ある遺伝子プール内のひとつの遺伝子座におけるアレルの頻度を**アレル頻度**あるいは**遺伝子頻度**とよぶ。アレルの組み合わせによって3つのタイプが存在し得る。例えば、100人の集団があり、Aとaの2つのアレルをもっていたとしよう。そうするとそれぞれの人では、AA、Aa、aaの3つの**遺伝子型**をもつ可能性がある。この遺伝子型は**ジェノタイプ**ともよばれる。いまAA、Aa、aaをもつ方がそれぞれ64人、32人、4人いたとすると、遺伝子プール内のひとつの遺伝子座における**遺伝子型頻度**あるいは**ジェノタイプ頻度**はAA：Aa：aa=0.64：0.32：0.04である。この場合、遺伝子頻度あるいはアレル頻度は、A=(64 × 2 + 32) / (100 × 2)=0.8、a=(32 + 4 × 2) / (100 × 2)=0.2となる（**図3-8**）。

　アレル頻度のうち比較的低頻度のものを指す言葉として、**MAF**（Minor

Allele Frequency）を用いることがある。**マフ**と読んでいる。MAF が5% 未満のものあるいは 1% 未満のものを削除した、などの使い方をする。

アレル頻度（遺伝子頻度）

A	80
a	20
合計	100

ジェノタイプ頻度（遺伝子型頻度）

AA	64
Aa	32
aa	4
合計	100

図 3-8. アレル頻度とジェノタイプ頻度

　相同染色体のどちらか一方の染色体をハプロイドとよび、ハプロイドに存在するアレルの組み合わせを**ハプロタイプ**とよぶ。つまり 1 本の染色体に遺伝子がどのように並んでいるかを示したものがハプロタイプである。解析によってジェノタイプを明らかにしても、通常 2 本の染色体は同時に増幅され解析に供されるため、2 本の染色体の特徴が混在しており、ジェノタイプは得られたものの、各々の遺伝子がどちらの染色体にのっているかは不明である。ある 2 つの遺伝子座を考えてみよう。それぞれアレルはヘテロで Aa、Bb であったとすると、考えられるハプロタイプは**図 3-9** のとおりである。

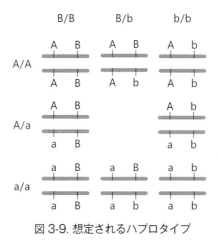

図3-9. 想定されるハプロタイプ

このように考えられる組み合わせは9通りであり、8通りまでは容易に推定できる。しかしながら、ヘテロ同士の組み合わせの場合には**図3-10**のように2通りの可能性があり、一意に決定することはできない。

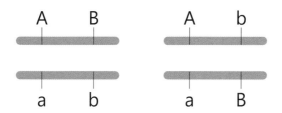

図3-10. ヘテロ同士の組合せの場合のハプロタイプは2通りの可能性がある

現在の実験技術では**図3-10**のいずれであるかを決定することは困難である。このためこの部分だけは現在のところ種々のアルゴリズムを用いた計算によって推定している。

参照配列

　参照配列（Reference Sequence）はヒトゲノムの塩基配列がおよそどのような順番と構造になっているかを示すものである。国際的には「国際ヒトゲノム参照配列」がよく用いられている。ヒトゲノムのほぼすべての部分が 2003 年に解読され、その後そのデータが公開されて、世界中から参照することができるようになった。これを国際参照配列といい、繰り返し改訂が行われている。

　参照配列は基準となるゲノムという意味合いを持ち、例えばゲノムのある部分の塩基配列を解読したとした場合、その配列がヒトゲノムのどのあたりに位置するものであるのかを探るような場合などに利活用される。

集団遺伝学の基礎

　集団遺伝学（Population Genetics）の考え方は重要である。ある遺伝因子に関する解析を行おうとした場合、注意が必要なのは検討しようとしているある標本集団が、母集団となる集団と何らかの理由で遺伝的背景が異なった集団ではないことを確認しておくことである。ある疾患に罹患している標本集団を抽出した際、その集団の遺伝的背景が民族の違いや近親交配などによって偏っていた場合、この集団と特に偏りがなく疾患罹患のない対照集団と遺伝因子を比較しても、その違いが疾患罹患の有無によるものなのか、あるいは遺伝的背景が異なることに起因するのかわからなくなってしまう。

　そこで「集団におけるアレル頻度は、ある一定の条件のもとでは、世代を超えても一定に保たれる」という**ハーディー・ワインベルグの法則**（Hardy-Weinberg law）を採用して標本集団の遺伝的背景が偏ったものではないことを検討する。ジェノタイプ頻度をこれを構成するアレル頻度の積で表し、ハーディー・ワインベルグの法則に従うと仮定した場合の遺伝子型の頻度の期待値と、標本集団で観測された遺伝子型の頻度を比較し、違いがあるかどうかの検定を行う。アレル頻度が変わらないような集団のことを、その集団はハーディー・ワインベルグ平衡にあるという。

　いま集団内にアレル A と a があるとする。A の頻度を p、a の頻度を q とすると、p + q = 1 である。この場合、この集団内の遺伝子型頻度は、AA：Aa：aa = p^2：2pq：q^2 である。こうしてハーディー・ワインベルグの法則に従うと仮定した場合の遺伝子型頻度の期待値と、標本集団での遺伝子型頻度を比較し、その違いについて適合度検定を行う。この適合度検定はピアソンの χ^2 検定で行うのが一般的である。χ^2 検定で棄却されなければとりあえずは大きな偏りのある集団ではなさそうなので、解析を進める。

　ハーディー・ワインベルグの法則で求めているある一定の条件とは、以下をいう。

1）集団間での婚姻は任意に行われ、婚姻相手を選ぶ際に好みというようなものの影響は入り込んでいない。

2）集団の個体数は充分に大きく、無限大に近いものである。

3）集団を構成する人員に大きな移動がなく、離脱も、流入もない。

4）**突然変異（*de Novo*）** が起こらず、あるアレル頻度が変化したり、新しいアレルが生じることはない。

5）その集団ではアレルの違いによって生き残る確率に差が生じていない。つまりアレルの違いによる自然選択がない。

　こうしてみると、ある一定の条件というのは現実的にはなかなか満たされないような条件である。例えば 1）の婚姻相手を選ぶ際に任意に選んでいるなどという条件は、現実的にはほぼあり得ない。間違いなく個体ごとに婚姻相手の好みは存在する。それでもなお、ハーディー・ワインベルグ平衡に適合しているかどうかの検定は、集団の中に異なる遺伝的背景をもったグループが存在しないかの確認に用いられている。

3.4 ゲノミクス

　ゲノム（Genome）は、遺伝情報を担う塩基配列のすべてのセットのことである。ここで「-ome」と「-(m) ics」の表記についてまとめる。

-ome は whole part of……を、また -(m) ics は study of……を意味する接尾語である。つまりゲノム（Genome）は whole part of gene であり、ゲノミクス（Genomics）は study of genome という意味である。なお、gene の語源は genesis（創始）である。

3.4.1 候補遺伝子アプローチ

ゲノムに疾患罹患の原因がある場合、ひとつの遺伝子の塩基配列の変異によってその疾患が起こることを想定して、特定の遺伝子の中の変異と疾患との関連を検討する研究手法である。ゲノムを網羅的に対象とはしていないため、厳密にいうとゲノミクスには入らない。歴史的にはこの手法によって多くの疾患の原因遺伝子がみつかってきたが、残念ながら、がん、精神神経疾患などの多因子疾患ではこのアプローチはあまり有効ではないようである。

3.4.2 全ゲノム関連解析（Genome-Wide Association Study; GWAS）

ゲノム全体を対象に SNP などをマーカーとして、患者さんと対照群の方との間で遺伝因子を比較する研究手法である。**Genome-Wide Association Study（GWAS）**といわれ、**ジーバス**あるいは**ジーウォス**と読む。血縁関係にない方々の間で比較することが多く、MAF が 1%以上の頻度の高い SNP を対象とすることが多い。

塩基配列情報は集団行動が好きで、かたまりとして行動する。減数分裂の際に組換えが起こるが、距離が近い配列同士はひとかたまりとして次世代に伝達される。そこで GWAS ではひとつの多型、特に SNP に着目し、その違いを比較して少なくとも SNP に違いのある近傍に疾患と関連する塩基配列があることを突きとめようとしている。当然ながら、GWAS の結果 genome-wide significance（一般的に 5×10^{-8} 以下）の有意水準を超えたとしても、疾患の原因に関連する部位を突きとめるためには、その領域を中心としたより詳細な探索が必要となる。

GWAS は症例対照研究である。患者群と対照群との間でゲノム全体

にわたって SNP の遺伝子型を χ^2 検定や Cochran-Armitage 検定などによって比較する。SNP は通常アレイを使って数十万個から数百万個の比較を同時に行う。

　例えば**図 3-11** のようなデータが得られ、あるジェノタイプについて患者群と対照群で比較すると、p 値は 0.0000813568 で通常の検定では有意であるが、ゲノムワイドに検討する際の p 値 5×10^{-8} からみると、有意ではない。

	患者群	対照群	合計
AA	40	30	70
Aa	30	50	80
aa	15	30	45
合計	85	110	195

χ2検定を行うと、　p値 = 0.0000813568　である。

図 3-11. ジェノタイプ頻度（遺伝子型頻度）の比較

　すべての検定結果を視覚的にみやすくするため、**マンハッタンプロット（Manhattan Plot）**とよばれる図を描くことが多い（**図 3-12**）。横軸に染色体上の位置をとり、縦軸に p 値の log 対数をとってマイナスをかけたものをとる。こうすることで、p 値が有意な SNP などの存在の有無とおよその位置がわかる。**図 3-12** の各点は、該当する SNP の位置と p 値を示し、横に引かれた線のうち上の線は p 値 5×10^{-8} を示し、下の線は 1×10^{-5} を示している。「○」で囲まれた SNP は、p 値 $<5 \times 10^{-8}$ でゲノムワイドで有意である。2 つの線の間に挟まれた SNP は、ゲノムワイドには有意ではないが、関連している傾向があると解釈するこ

とが多い。有意あるいは有意な傾向のある SNP について、その SNP が
どの遺伝子にのっているか、あるいはどの遺伝子の近傍に存在するかに
関する情報を注釈として付与することを、その SNP に関する**アノテー
ション（Annotation）**とよぶ。

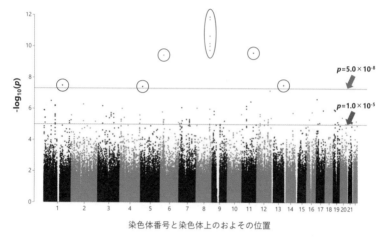

図 3-12. マンハッタンプロット

　多因子疾患に関するこれまでの多くの GWAS の結果からは、リスク
があっても小さく、オッズ比にして 1.2 からせいぜい 1.4 くらいが上限
であることが明らかとなった。したがって、疾患の原因解明に結びつけ
ることは難しく、GWAS という方法論自体に悲観論を示す意見もある。
しかしながら、疾患によってはひとつの有望なツールであることもまた
間違いなく、GWAS そのものの方法論を踏襲しつつ、さらにさまざま
な工夫を行っていくべきである [5]。
　塩基配列は集団行動する。このため SNP 情報が得られると、連鎖不
平衡を活用してその SNP 間の塩基配列を推定することができる。これ
を**インピュテーション（Imputation）**とよんでいる。手順としては、
集団中のハプロタイプを推定してそのコレクションを作成し、同時に個

人からは SNP などの遺伝子型判定を行っておく。そこから連鎖不平衡を用いて個人のハプロタイプを推定して、抜けている塩基配列を補完することとなる。

　GWAS では特に偽陽性に注意しなければならない。**集団構造化**（**Population Stratification**）とよばれる現象によって、多くの偽陽性がみられる場合がある。集団構造化とは、研究対象となっている方々の中に、民族の違いや地域差による異なる遺伝的背景を持つ方々が混在している状態をいう。この混在によって患者群と対照群の違いと思っているものが、実は民族の違いや地域差をみているだけということが起こりうる。そこで GWAS においてはできる限り遺伝的背景が共通と思われる方々の間で比較することを目指す。

　GWAS の結果の解釈は慎重である必要があるが、GWAS そのものを実行することはそれほど難しいことではない。まずコンソール画面で R と Linux コマンドを使える環境を整え、"PLINK" をダウンロードし、インストールする [6]。データセットを用意し、各 SNP ごとに関連解析を行う。

　　plink --bfile ○○○○ --assoc --out as1
　　※○○○○にはファイル名が入る。
解析結果を R で可視化する。
　　plink --bfile ○○○○ --cluster --matrix --out ibd_view
R を起動後に以下のコマンドを実行する
　　m <- as.matrix(read.table("ibd_view.mibs"))
　　mds <- cmdscale(as.dist(1-m))
　　k <- c(rep("green",45), rep("blue",44))
　　png(file="mds.png")
　　plot(mds, pch=20, col=k)
　　dev.off()

--mds-plot オプションを付けるとこの画像は自動的に出力される。コマ

ンドは以下のとおりである。

plink --bfile ○○○○ --cluster --matrix --mds-plot --out ibd_view

　R または **R 言語**は統計解析向けのプログラミング言語で、フリーソフトウェアである。R は Windows、Mac、UNIX など主な OS に対応する各バージョンがあり、多くの国に R を管理するミラーサイトがあって、これらからそれぞれダウンロード可能である。マンハッタンプロットを描く際にも R の "qqman" というパッケージを使う。

3.4.3 全エクソーム解析

　GWAS の有用性は十分認められるものの、突然変異などをとらえることはできない。集団行動ではなく、減数分裂の際に突然特定の箇所に入ってくるからである。そこでエキソン部分についてそのすべての塩基配列を読もうとする手法がある。**全エクソーム解析**（**Whole Exome Sequence; WES**）とよばれている。

　全エクソーム解析に当たっては、次世代シークエンサー（Next Generation Sequencer; NGS）とよばれる塩基配列解読機械などを使用する。この次世代シークエンサーの登場により、ヒトゲノムの網羅的解析が可能となった。ゲノム中の全遺伝子を対象にした全エクソーム解析が 2009 年に実施され、メンデル遺伝性疾患の責任遺伝子が初めて同定されるなどし、その後次々に各種疾患で責任遺伝子が同定されている[7]。

　1990 年に開始されたヒトゲノムプロジェクト（Human Genome Project; HGP）によって 2003 年にユークロマチン領域の配列決定の完了宣言が行われた。ユークロマチンとは染色によって特に強く染まる染色体領域のことで、遺伝子をより多く含んでいる領域である。HGP で解読されたヒトゲノムの配列は、**米国国立生物工学情報センター**（**National Center for Biotechnology Information; NCBI**）などから利用可能である[8]。この参照配列と NGS から得られた配列を比較し、変異の検出を行っていく。続いてこれらデータの比較を行う際には

Genome Analysis Toolkit（GATK）[9]によって一塩基置換や挿入 / 欠失変異の検出を行う。得られた変異は ANNOVAR [10]などのソフトにより、遺伝子名、ポジションなどの情報を付与しアノテーションを行う。同定された全変異から、遺伝形式などを考慮して病的変異を絞り込んでいく。

3.4.4 全ゲノム解析

　全エクソーム解析をゲノム全体に拡張したものが**全ゲノム解析**（**Whole Genome Sequence; WGS**）である。遺伝子部分のみならず、**ジャンク**とよばれ現時点で何をしているのか不明な塩基配列の集合体である遺伝子砂漠についても、およそ 30 億塩基対についてその配列を読み、患者さんと対照群の方との間で比較する。

　全ゲノム解析が全エクソーム解析と比較してどれほど強力であるかは不明な部分が多い。しかしながら、ジャンクとよばれている部分も遺伝子の転写調節に関係することが徐々に明らかになってきており、今後の研究の発展が待たれる。

　残念ながら次世代シークエンサーは塩基配列解読の精度があまりよくない。あるシークエンサーでは 99.9% の精度であるといわれても、ゲノム 30 億塩基対を解読すると、0.1% の誤読であるとなると、300 万カ所で間違った情報を提供することとなる。このため次世代シークエンサーで解析した結果をそのまま臨床に応用することはできないといわれている。

　また、次世代シークエンサーでは、同じ箇所を何回も解読しなければならない。これは比較的短い DNA 断片を膨大な計算によって参照配列に貼り付かせ、その重なりから調べたい検体の塩基配列を推定するためである。この貼り付け作業を**アライメント**という（**図 3-13**）。読み取り精度をより高くするためには平均して 30 回程度以上同じ箇所を読む（平均深度 30 ×という）必要があるとされている。複数回読み取りを行う理由は、平均深度が 30 ×ということは深度 10 ×やそれ以下の部分が出てくるため、また、深度が浅いとジェノタイプの判定精度がわるくな

りホモ、ヘテロの区別をつけづらくなるためなどである。

　同定された変異については、たとえ 30 回以上のシークエンス深度であっても、さらに**サンガー法**などによって擬陽性等ではないかの確認が必要である。サンガー法は塩基配列解読法のひとつで、DNA を複製する酵素である DNA ポリメラーゼを用いて DNA 断片を合成しながら一つひとつ DNA 配列を決めていく方法であり、精度の高い解読法とされている。

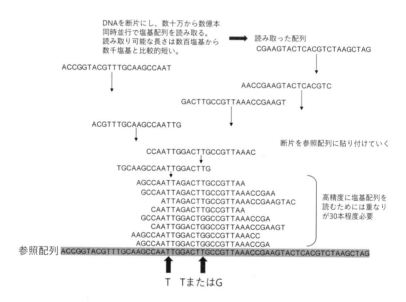

図 3-13. 次世代シークエンサーによる DNA 断片のアライメントと
　　　　塩基配列決定

3.5 オミックス
オミックスとは？

　生物の体の中にある分子全体を網羅的に調べる学問を**オミックス**（**Omics**）という。-ome は whole part of……を、また -(m) ics は study of……を意味する接尾語であるから、オミックスは全てを対象に研究す

る学問ということになる。その中にはゲノム（Genome）、**エピゲノム**
（Epigenome）、**トランスクリプトーム（Transcriptome）**、**プロテオー**
ム（Proteome）、**メタボローム（Metabolome）** などが含まれる（**図**
3-14）。オミックスでは種々の分子情報の差異と共通性に基づいて全体
をとらえ、生体を理解しようとしている。オミックスでは多くの階層の
分子を総合的にとらえることで、より効率的かつ効果的に疾患がどのよ
うな分子メカニズムによって生じているのかを理解しようとする。ある
疾患と関連する分子が明らかとなれば、その分子を標的として疾患罹患
を予防することも可能となる。

　オミックスが発展してきた背景には、多くの大規模なデータを適切に
扱うことができるような技術革新があり、かつ多くの階層性のあるデー
タをその階層構造を考慮してデータを集約的に解析することの有用性が
認識されはじめたことなどがある。

物質名	-ome	-(m)ics
DNA デオキシリボ核酸	Genome ゲノム	Genomics ゲノミクス
Chemical changes to the DNA and histone proteins DNAあるいはヒストン タンパク質に対する化学修飾	Epigenome エピゲノム	Epigenetics エピジェネティクス
RNA リボ核酸	Transcriptome トランスクリプトーム	Transcriptomics トランスクリプトミクス
Protein タンパク質	Proteome プロテオーム	Proteomics プロテオミクス
Metabolite 代謝物	Metabolome メタボローム	Metabolomics メタボロミクス

図 3-14. オミックスにおける個々の要素と領域研究名

トランスクリプトミクス（Transcriptomics）

　遺伝子の情報は DNA から RNA に転写され発現する。この RNA の発現量などを網羅的に解析し、生体内の分子の状態を把握しようとする学問分野をトランスクリプトミクスとよぶ。DNA は環境の影響を受けるのであるから、遺伝因子と環境因子との相互作用の結果としての RNA の動きに着目しようとする発想である。

プロテオミクス（Proteomics）

　RNA はアミノ酸に転写される。アミノ酸はタンパク質となる。このタンパク質の構造解析や立体構造決定を行う学問のことをプロテオミクスという。生体の活動に近いタンパク質に着目して、どのようなタンパク質群が生体内に存在し、時系列で動いているのかを検討する。

メタボロミクス（Metabolomics）

　細胞内の全代謝物質の網羅的解析を行う学問分野をメタボロミクスとよんでいる。タンパク質は生体内でさらに修飾を受け、様々な代謝物となる。そこでこれら代謝物を定量し検証する。メタボロミクスは疾患の原因と関連する物質の発見やバイオマーカーの検出に大きな力を発揮する。メタボローム解析によって血中あるいは尿中に存在する多くの代謝物が明らかとなるため、例えば特殊な薬物が含まれていることや、有害な環境化学物質などの存在の有無も明らかとなる。

3.6 エピジェネティクス

　エピジェネティクス（Epigenetics）とは塩基配列の変化を伴わずに RNA 発現状態が変化するシステム及びその学問領域をいう。エピジェネティクスもオミックスのひとつである。「エピ（Epi）」とは「後天的な」という意味で、「ジェネティクス（Genetics）」が遺伝学であるから、エピジェネティクスは「遺伝の後の現象に関する学問」という意味になる。主なメカニズムとして、DNA メチル化とヒストンタンパク質への

アセチル化、メチル化、リン酸化などの化学修飾があり、これらによって RNA 発現の促進や抑制が行われている。

　エピジェネティックな変化の特徴のひとつは、細胞分裂後にも親細胞から娘細胞にその修飾が受け継がれながら、DNA 塩基配列の変化とは独立している点がある。修飾は受け継がれるものの、エピジェネティックな変化は種々の因子で比較的容易に付加や除去が行われ可逆的である。エピジェネティックな変化は遺伝因子と環境因子の相互作用を説明する可能性のあるシステムであるといえる[11]。

　エピジェネティックな情報は生殖細胞形成の過程でリセットされるかどうかは議論が続いているが、母胎内である種の曝露があった場合にはエピジェネティックな変化がみられることが多く、胎児期の制御可能な環境因子の探索研究で盛んに活用されている。さらにエピジェネティックな変化は疾患発生の原因となることがわかってきている。例えば自閉スペクトラム症であれば、妊婦の栄養、喫煙、有害化学物質、重篤な感染症への感染、胎盤異常などがエピジェネティックな変化に影響し、同症の発生に関与している可能性が指摘されている[12]。

3.7 メタジェノミクスとマイクロバイオーム

　メタジェノミクス（**Metagenomics**）とは、ある生物の遺伝子全体を意味する「ゲノム（Genome）」に、「高次な」あるいは「超越」などを意味するメタ（meta-）を合体させた言葉である。**メタゲノム解析**とはある特定の環境に生息する微生物の集まり、細菌叢を全体としてとらえ、その特徴を網羅的に調べることをいう。細菌叢には人や動物の腸内細菌叢などが含まれる。メタゲノムを扱う学問をメタジェノミクスという。

　メタゲノムのうち人の身体に存在する細菌叢を扱う場合、**マイクロバイオーム**（**Microbiome**）とよんでいる。特に腸内細菌叢のみを指す場合もある。人の体には自身の細胞の 10 倍ほどの数の細菌が存在している。これらの細菌の中には、人自らが作ることのできない有益な物質を作る、あるいは過剰な免疫反応を抑える細菌が存在することがわかっ

てきた。このため全細菌の遺伝子などの詳しいカタログを作成するなどの研究が進展してきている。人の遺伝子の総数は 23,000 ほどであるが、人の体内や皮膚に棲みついている細菌の遺伝子の総数はおよそ 330 万である。

　有益な微生物が抗生物質の使用などにより減少することなどによって、自己免疫疾患や肥満などが増加している可能性が指摘されている。ただし、例えば腸内細菌の変化であれば、それが疾患の原因なのかそれとも単なるマーカーなのかの見極めについては留意が必要であろう。原因であればその腸内細菌を人為的に変化させることによって疾患の発生を抑えることができるが、マーカーであればそのようなことはできない（**図3-15**）。なお、この原因かマーカーかの議論は、オミックス全般においても同様に重要である。

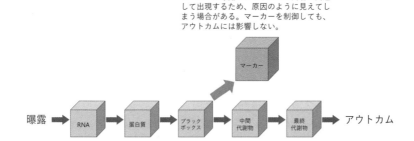

マーカーは曝露とアウトカムの両者に関連して出現するため、原因のように見えてしまう場合がある。マーカーを制御しても、アウトカムには影響しない。

曝露　RNA　蛋白質　ブラックボックス　中間代謝物　最終代謝物　アウトカム

図 3-15. 原因かマーカーか

3.8 多因子疾患と失われた遺伝率
単一遺伝子疾患と多因子疾患

　単一遺伝子疾患（**Single Gene Disorder**）は、ある１つの遺伝子の異常により発生すると考えられている疾患の総称である。単一遺伝子疾患はメンデルの法則に従うことが多い。

　単一遺伝子疾患は比較的稀で患者数は極端に多いわけではないが、疾

患の種類は数千以上あり、希少難治性疾患といわれている。この中には先天代謝異常症としてよく知られたフェニルケトン尿症やメープルシロップ尿症などが含まれる。単一遺伝子疾患では遺伝子変異が疾患の発生確率に与える影響は大きいことが特徴である。

　多因子疾患（**Multifactorial Disease**）は、複数の遺伝子と複数の環境因子が発生に関与していると考えられている疾患である。2つ以上の遺伝子が関わるため、ポリジーンによる遺伝ともよぶ。多因子疾患は大きく2つのグループに分けられる。

　多因子疾患のひとつのグループは、高血圧や糖尿病、がんなどに代表される生活習慣病、自閉スペクトラム症や統合失調症、うつなどの精神神経疾患などが含まれ、比較的頻度が多く「ありふれた」疾患である。生活習慣など環境因子の影響を強く受け、発生の有無には人種差がみられることなども特徴である。

　もうひとつのグループは、口唇口蓋裂や先天性心疾患、二分脊椎、幽門狭窄症、多指症などの生まれつき身体の形態に特徴が表れる疾患などである。

　多因子疾患は複数の遺伝因子と複数の環境因子が関与する。それぞれの因子が与える影響の大きさには違いがあるものの、これら因子の総和がある一定の閾値を超えたときに疾患が発生するという仮説がある（**図3-16**）。高血圧など正規分布に近い分布をする量的形質は、この仮説によって比較的うまくその発生機構を説明できる。

失われた遺伝率

　人のゲノム配列が2003年に解読され、これで身長や高血圧などのありふれた形質や疾患の遺伝的因子は容易にみつかるだろうと期待された。しかしながら、そのようなものはどこにも見当たらなかった。

　多くのゲノム医学研究が行われ、多くの重要な成果が得られた。例えば単一遺伝子疾患と関係する遺伝子は、その多くが特定され、新たな治療法の開発などが行われている。他方、多因子疾患については、当初

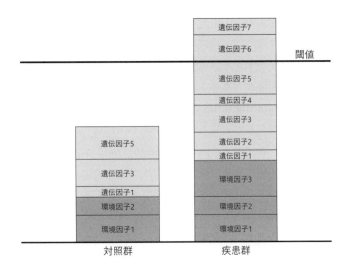

図 3-16. 多因子疾患発生における疾患感受性遺伝子の変異数と
環境因子の閾値モデル

の期待ほどの成果を得られていない。精力的な研究によって多因子疾患
の一部ではその関連遺伝子群がみつかってきているが、例えば遺伝率
80%以上の身長については、ゲノムの塩基配列から説明できるのは現
在のところわずか 10 ～ 20%程度である。また、糖尿病であれば遺伝子
KCNQ1 に変異がある場合、疾患のオッズ比は 1.3 ～ 1.4 倍で、単一遺
伝子疾患の遺伝子の寄与と比較して相対的に小さい[13]。

　ある疾患について双子研究などで遺伝性の高いことが明らかとなっ
ているが、その説明因子としての遺伝因子がみつかってこないことを、
「**失われた遺伝率（Missing Heritability）**」とよんでいる[14]。**遺伝率
（Heritability）**とはある疾患の出現が遺伝因子と環境因子の総和で説明
できるとしたときの、遺伝因子の寄与している割合のことをいう。

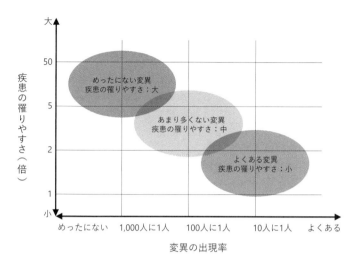

図3-17. 変異の出現率と疾患の罹りやすさ

　現在のところ変異の出現率と疾患への罹りやすさの関係は、**図3-17**のようになっている。今後の方向性としては、変異の出現率が中くらいのもので疾患への罹りやすさが中くらいのものを探すこと、あるいはよくある変異の組み合わせなどによって遺伝率の説明を行っていくことなどが挙げられる。

　この失われた遺伝率の克服のためには、疫学とゲノム医学及びその他の学問分野が融合し、協働して疾患に立ち向かっていかなければならない。Missing Heritability といわれていたものは、実は元々存在しないNothing Heritability では決してないことを証明していく必要がある。そこで分子疫学をはじめとする学問が生まれ、ゲノムコホート、バイオバンク、人工知能解析技術などが発展してきている。

Column | 体質的に食べられない・飲めない

　ある食べ物を「体質的に食べられない・飲めない」人たちがいる。これは幼少期の生活習慣、特に食習慣の初期曝露の影響であろうか。それももちろん影響するであろうが、例えば、シトリン欠損症の患者さんでは、高蛋白質や高脂質の食事を好み炭水化物を避ける食嗜好が存在する。高炭水化物の食事を摂ると、血中アンモニア濃度が上昇し、最悪の場合には死に至る。シトリン欠損症は常染色体劣性遺伝形式をとり、*SLC25A13* 変異がその病態の原因である。このシトリン欠損症の子どもさんが学校の給食のときに食パンとマーガリンが出てきて、食パンには手も付けずひたすらマーガリンばかりなめていたら、先生はどう思うだろうか。「なんて行儀のわるい子！」となるかもしれない。極端な場合には、食パンを食べるまで教室に居残りとなるかもしれない。友達は昼休みで校庭で遊んでいる。これは虐待といわれても仕方がないかもしれない。本人は食パンを食べると具合がわるくなることを百も承知なのである。

　他の食べ物で似たようなものはないのであろうか。よく知られているフェニルケトン尿症ではアミノ酸のひとつであるフェニルアラニンを食事から除去しなければならない。

　これらの他にこれまでには知られていない疾患で食嗜好に影響を与えるものがあるかもしれないが、その実態は現状ではよくわかっていない。

　「○○の食べ物を体質的に食べられない」と言っている方では、自らの遺伝的特徴を身体がよく知っていて、「この食べ物は食べてはいけない」とのシグナルを出しているのかもしれない。このあたりについては今後の研究がより進むことを期待したい。「生のトマトを食べると吐く」などの方に無理やりトマトを勧めることは、シトリン欠損症の食パンと同様に虐待になるのかもしれない。「その人の体質にあった食べ物・飲み物の提供」も立派な精密医療あるいは少なくとも精密健康科学のひとつであると思われる。

文献

1) 服部成介、水島 - 菅野純子. よくわかるゲノム医学. 羊土社. 東京. 2011.

2) International Human Genome Sequencing Consortium. Finishing the euchromatic sequence of the human genome. Nature. 2004;431:931-945.

3) Glessner JT, Wang K, Cai G, et al. Autism genome-wide copy number variation reveals ubiquitin and neuronal genes. Nature. 2009;459:569-573.

4) Lupski JR. Genomic rearrangements and sporadic disease. Nat Genet. 2007;39(7 Suppl):S43-S47.

5) Peter M Visscher, Matthew A Brown, Mark I McCarthy, Jian Yang. Five years of GWAS discovery. Am J Hum Genet. 2012;90:7-24.

6) Available from: http://zzz.bwh.harvard.edu/plink/download.shtml

7) Gilissen C, Hoischen A, Brunner HG, Veltman JA. Unlocking Mendelian disease using exome sequencing. Genome Biol. 2011;12:228. doi: 10.1186/gb-2011-12-9-228.

8) Available from: http:www.ncbi.nlm.nih.gov

9) DePristo MA, Banks E, Poplin R, et al. A framework for variation discovery and genotyping using next-generation DNA sequencing data. Nat Genet. 2011;43:491-498. doi: 10.1038/ng.806.

10) Wang K, Li M, Hakonarson H. ANNOVAR: functional annotation of genetic variants from high-throughput sequencing data. Nucleic Acids Res. 2010;38:e164.

11) Arturas Petronis. Epigenetics as a unifying principle in the aetiology of complex traits and diseases. Nature. 2010;465:721-727.

12) Forsberg SL, Ilieva M, Maria Michel T. Epigenetics and cerebral organoids: promising directions in autism spectrum disorders. Transl Psychiatry. 2018;8:14.

13) Yasuda K, Miyake K, Horikawa Y, et al. Variants in KCNQ1 are associated with susceptibility to type 2 diabetes mellitus. Nat Genet. 2008;40:1092-1097.

14) Manolio TA, Collins FS, Cox NJ, et al. Finding the missing heritability of complex diseases. Nature. 2009;461:747-753.

第4章 ゲノムコホート

4.1 ゲノムコホートとは？

「**ゲノムコホート**」とは前向きコホート研究デザインを採用し、かつ曝露にゲノム情報を取り入れた研究のことである。ゲノム情報に加えオミックス情報も検討対象とすることが多いため、あらゆる分子を曝露としてとらえるという意味で「**分子疫学コホート**」とよばれることもある。

伝統的疫学研究における前向きコホート研究が主に環境因子と疾患との関連を検討するものであるのに対し、ゲノムコホートでは遺伝因子と環境因子を総合的にとらえ、精密医療の進展を図ろうとしている。

4.2 ゲノムコホート研究デザインの変遷

研究デザインの点からみると、ゲノムコホートは**図4-1**のように変遷してきた。

①の**患者コホート**は、文字通りある疾患に罹患し、病院などを受診した方々を対象にして、コホートを形成するものである。疾患の原因を解明するのであるから、患者さんを対象に調査を行うという考え方は自然である。ただし、研究デザインとしては主として症例対照研究となるため、疾患の原因となる環境因子の測定に際しては、思い出しバイアスなどに留意が必要である。

②の**地域住民コホート**は前向きコホートデザインを採用し、ある地域に居住する住民を対象としてコホートを形成する。病歴は問わないことが多い。患者コホートの限界であった環境因子の測定について、疾患に罹患する前のものを評価しようとする。過去から現在に至るまで、数多くの地域住民コホートが行われてきた。

③の**出生コホート**は、母胎内にいる胎児を対象としてコホートを形成する。母や父など胎児の家族もリクルートしてコホートを形成することが多い。母胎内にいるときの環境因子を十分に考慮するために設計されてきた。

┌───┐

Ⅰ．患者コホート

　　① 患者コホート：効率的な患者情報収集。環境因子の検討に限界
　　　　国内外に多数存在
　　　　例：バイオバンクジャパン（BBJ）、ナショナルセンター・バイオバンクネットワーク
　　　　　　プロジェクト（6NC）など

Ⅱ．一般住民コホート

　　② 地域住民コホート：環境因子を比較的十分に検討可。希少変異同定のために
　　　　は、数十万人以上の極めて大規模なコホート必要
　　　　わが国の地域住民コホートは豊富。世界にも多数
　　　　例：UK Biobank、 China Kadoorie Biobank、Taiwan National Biobank、JPHC、
　　　　　　J-MICC、久山、ながはま、山形分子疫学コホートなど
　　③ 出生コホート：胎内からの環境因子を検討可
　　　　世界に比較的多数存在
　　　　例：The Generation R study、ALSPAC、Japan Environment and Children's Study (JECS)、
　　　　　　US National Children's Study (NCS, Cancelled)、Life Study (Cancelled)など
　　④ 三世代コホート：環境因子を比較的十分に検討可。家系情報を用いて希少変
　　　　異同定を効率的に行える。
　　　　世界的に希少。オランダには中年期（胎児ではない）を起点としたものが存在
　　　　例：Lifelines Cohort Study、 ALSPAC 、Framingham Studyなど
　　⑤ 出生三世代コホート：胎内からの環境因子を検討可能で、家系情報を用いて
　　　　希少変異同定を効率的に行える。
　　　　世界的に希少
　　　　例：東北メディカル・メガバンク計画三世代コホート

○ゲノムコホートデザインの変遷

　　これまでゲノムコホートは、上記の①⇒②⇒③⇒④⇒⑤の順に変遷してきた。

図 4-1. ゲノムコホート研究デザインの変遷

└───┘

　④の**三世代コホート**は、地域住民コホートの繰り返しや大規模化だけ
では失われた遺伝率を克服することはできないとの認識から、地域住民
コホートデザインに戦略的に家系情報を付与しようとするものである。
オランダの Lifelines コホートが有名で、家系情報を用いて多くの成果
を挙げている。

　⑤の**出生三世代コホート**は、①〜④と変遷してきたデザインの最終型ともいえるデザインで、出生コホートと三世代コホートの両者を合体させた形態である。母胎内からの環境因子を把握でき、かつ家系情報によって遺伝因子を探求していこうとする。出生三世代コホートの特徴を**表4-1**にまとめる。

表4-1. 出生三世代コホートの有用性

① DOHaD（4.3.3参照）仮説の検証と活用
② 稀な変異と突然変異の同定
③ 祖父母の影響を検証可能
④ 疾患に関係するアレルが両親どちらからきたのか検証可能
⑤ 染色体分離異常の検討可能
⑥ ハプロタイプの検証可能
⑦ 遺伝学的にみた大規模家族の再構成可能
⑧ 遺伝的因子と非遺伝的因子の分離可能
⑨ 同類交配の検証可能

　ゲノムコホートデザインの設計に当たっては、出生三世代コホートデザインを基本にして、より大規模かつ詳細な情報を収集していくべきであろう。単にコホート参加者数を積み上げていくだけでは、失われた遺伝率を克服することは到底できないと思われる。もしそれが可能であるなら、これまで莫大な数の前向きコホート研究が行われてきたのであるから、すでに期待されているような成果が得られているはずである。

Column | 健常人コホートは存在するか

　前向きコホート研究は時に健常人コホートといわれることがある。GWAS における対照群として現時点で疾患罹患を把握されていない方々の情報を活用するときなどである。

　違和感を持たざるを得ないのは、そもそも「健常人」とは何かということである。どのような健康状態であれば健常なのかは難しい問題で、例えば近視や齲歯があれば健常人ではないのか。あるいは何らかの手術歴がある人は健常人ではないのか。

　GWAS における対照群として情報を活用することは有意義なことであるが、健常人という言葉の使い方は慎重でなければならない。実際ゲノムコホートのリクルートの際には病歴を問うことはほとんどなく、「現在入院していない人」くらいのとらえ方が適切である。

4.3 ゲノムコホートと失われた遺伝率の克服戦略

　ゲノムコホートは従来の前向きコホート研究に単にゲノム情報を加えたものではない。第 3 章でみてきた失われた遺伝率を克服するためには研究デザインの工夫に加えさまざまな戦略が必要となる。失われた遺伝率を取り戻すためには、少なくとも**表 4-2** のような検討が必要である。

表 4-2. ゲノムコホートと失われた遺伝率の克服戦略

ゲノムコホートによって失われた遺伝率を克服しようとするためには、可能な限り以下の項目を実現するようにする必要がある

① 家系情報の活用

② コホート調査参加人数の増加

③ 人生初期からの環境因子把握

④ 全ゲノム、オミックス、エピジェネティクス、マイクロバイオーム情報の活用

⑤ ライフログ情報の活用

⑥ 正確な表現型および中間表現型の取得とクラスター化

⑦ 変異と環境の統合解析

4.3.1 家系情報の活用

　単一遺伝子疾患では家系情報を用い、遺伝形式を想定して責任遺伝子を突きとめていた。多因子疾患では家系情報のない集団を対象として、網羅的に責任遺伝子の探索を行っている。ただ最近になって家系情報のない集団をやみくもに比較しても、候補となる塩基変異等は多数に上り失われた遺伝率はなかなか克服できないことが明らかとなってきた。

　そこで再び家系情報を見直す動きが出始め、多因子疾患の原因探索を行うゲノムコホートの設計においても、家系情報を可能な限り活用しようとしている。

　例えば父と母及び子どもの組からなる**トリオ（Trio）**では、子どもが疾患に罹患している場合を取り扱い、両親と病気の子どもといった家族間での変異が、

　・新規のものなのか（突然変異 *de Novo*）

　・両親どちらから受け継いだものなのか

　・両親はヘテロだけれども、子どもにはホモとして現れた

といった変異の状態をみつけるために使用する。

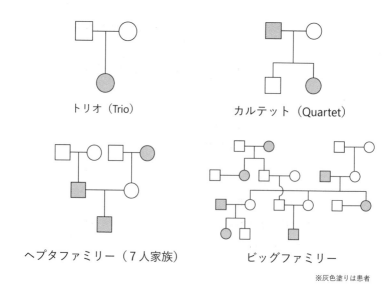

トリオ（Trio）　　　　　　カルテット（Quartet）

ヘプタファミリー（7人家族）　　ビッグファミリー

※灰色塗りは患者

図4-2. 家系の単位

　父と母及び子どもとその兄弟姉妹の組を**カルテット（Quartet）**とい
う。クアッド、クアドロ、クアドロプルともいわれる。カルテット解析
では、両親のいずれか、かつ子どものいずれかが疾患に罹患している場
合を取り扱い、家族間での変異が、
・組換えを生じる減数分裂に起因するものか
といった変異の状態をみつけるために使用する。
　子ども、父母、祖父母からなる組を「**ヘプタファミリー（7人家族)**」
とよんでいる。ヘプタファミリーの解析では、トリオ・クアドロ等の解
析手法とその結果を拡張することで、より強力な検出力を得られる。多
世代を対象とすることには次のようなメリットも報告されている。
・自閉スペクトラム症では祖父の年齢が父親の年齢とは独立にリスク
　となることが報告されている[1]。他の多くの多因子疾患でも同様の
　現象がみられる可能性があり、三世代を用いることでこれを検証す
　ることができる。

・子どもに新生突然変異がみられた場合、これが父親由来であるか、それとも母親由来であるかを検討するには、少なくとも孫1人の情報が必要で、三世代を用いる必要がある[2]。

・大規模家系を再構成することで疾患と関連するゲノム領域の検討を行う。この大規模家系再構成の際に、多世代の情報があると家系同士を連結することの可能性を高める[3]。

子ども、父母、祖父母にとどまらず、四世代や叔父・叔母等を含む、大規模な家系からなる組を**ビッグファミリー**という。かつてはゲノム研究の手法として大規模家系に対する連鎖解析などが行われたが、全ゲノム解析などの技術が開発され、ビッグファミリーはさまざまな手法を用いた解析に応用可能となっている（**図4-2**）。

4.3.2 コホート調査参加人数の増加

小さな差を統計学的有意差をもってとらえようとすると、どうしても大規模な調査参加人数が必要となる。伝統的な疫学におけるコホート調査では、数千から10万人ほどの参加人数で環境因子と疾患との関連を明らかにしてきた。ゲノムコホートでは数十万から百万人単位のコホートが必要であるとされている。英国や中国では50万人からなるUK Biobank、China Kadoorie Biobankを構築している。

GWASにおける試料数増大の必要性が叫ばれており、これまで数百から数千人単位で患者さんと対照群の方との比較を行っていたが、現在では数万人以上の単位での比較を行っている。

4.3.3 人生初期からの環境因子把握

妊娠中の環境が胎児の出生後も長期間にわたって影響を与えることが明らかとなってきた。**DOHaD仮説**とは、「胎児期や生後早期の環境の影響は、出生・成長後の長期にわたって健康や特定の疾患への罹りやすさに強く影響する」という概念であり、DOHaDはDevelopmental Origins of Health and Diseaseの略である。

第二次世界大戦中のオランダで飢饉が起きた。この環境のもとで妊娠していた妊婦の子宮内で胎児は低栄養に曝露された。出生し成長後に児に高頻度で肥満がみられた[4]。また、同じく第二次世界大戦中のオランダの飢饉において、低栄養に曝露された児は成長後、統合失調症罹患率が約 2 倍になっていることも判明した[5]。

DOHaD 仮説で生じるとされる体質変化は、遺伝子発現を調節するエピゲノム変化を介して起こることが明らかとなってきている。胎児期や生後早期によりよい生活習慣を実践し、成長後の児の疾患罹患リスクを減少させることは、いわゆる「**先制医療**」のひとつのかたちである[6]。先制医療とは疾患に罹患する前に制御することのできる環境因子などを変え、先制的に疾患の罹患を抑え込もうとする医療である。

以上のように人生初期に曝露される環境因子はその後の健康に大きな影響を与えるため、この情報を十分にとらえて遺伝情報と成長してからの環境因子と合わせ、疾患の原因を探ることとなる。妊娠期から小児期、思春期、青年期、壮年期、高齢期にわたる健康が種々のリスク因子の積分によってどのように影響を受けていくかを検討する学問を**ライフコース疫学**とよんでいる。ライフコース疫学では種々のリスク因子の世代間継承にも着目する。

このように胎児期の情報は有用であるが、近年の出生コホートはあまりうまく構築されていない。例えばイギリスの大規模出生コホートが2015 年に中止となった。2015 年 1 月にリクルートを開始し、2016 年 7 月までに 16,000 人の妊婦さんをリクルートする予定であったが、2015 年 9 月末までに 249 人しかリクルートできなかった。出生コホートの難しさを象徴する出来事として、Nature に記事が掲載されている[7]。米国 National Children's Study も同様の結末である。

こうした事例は、コホート構築に当たり調査対象者との信頼関係の構築と調査の十分な説明が必要であることを示している。調査の早い段階から地域社会と関係を築くことも重要である。調査計画に地域社会の予定を組み入れ、調査で明らかとなった発見を速やかに地域社会と共有す

るような枠組みを構築することで、研究者は地域社会が必要としていることに敏感になるとともに、地域社会は調査の意義と価値を理解し、協力しようとする意志が芽生える[8]。

　健康意識の高い方々や病気の心配をしている方々をリクルートするコホートでは比較的対象者の参加を得やすいが、特に妊婦や若い世代の方々をリクルートすることは容易なことではない。コホート構築を成功させるためには、調査の目的、方法、得られる成果の見込みなどを十分に理解し、説得力をもって対象者に説明できる専門職が必須である。

4.3.4 全ゲノム解析、オミックス、マイクロバイオーム情報の活用

　全ゲノム解析情報やオミックス情報を十分に活用することができれば、失われた遺伝率の解明に近づくかもしれない。ただし、現状では全ゲノム解析はコストがかかり、データの保存と解析に当たってもコンピュータの相応のスペックを必要とするなど課題も多い。またオミックス情報も時々刻々と変化するものであるから、多時点における測定が必要な場合が多い。大規模ゲノムコホートにおいて多くの参加者から多時点で血液や尿などの試料を得ることにも課題は存在する。

　失われた遺伝率の克服のために、マイクロバイオーム情報も相応の役割を果たすであろうが、これも時々刻々と変化するもので、大規模ゲノムコホートにおいてどのように活用するか、十分な検討が必要である。

4.3.5 ライフログ情報の活用

　ライフログとは人の健康状態や生活様態などの情報を時系列でデジタルデータとして記録することである。例えばスマートフォンによる1日当たりの歩数記録は時系列で追いかけた曝露データであり、日々測定された血圧情報は詳細な曝露あるいはアウトカム情報のひとつである。

　ライフログ情報は時系列で集積され、かつ直近まで含めた曝露情報として活用可能であるし、また詳細なアウトカム情報としても活用可能である。

4.3.6 詳細な表現型及び中間表現型の取得

　有り無しでとらえられるアウトカムとしての疾患に関して、特にゲノムコホートでは医師の診断によるものに加え、多くの表現型を駆使して病態をとらえる必要がある。原因としての遺伝因子が複雑であるため、表現型もたとえ似かよったものであっても、同一のものとしてひとくくりにできない可能性があるからである。

　連続量としての表現型も、例えば血圧であれば外来での血圧値と家庭での血圧値は異なることが知られており、様々な場面で血圧値を取得することが望ましい。

　中間表現型は**エンドフェノタイプ**ともよばれ、遺伝子と疾患の「中間」に存在する表現型という意味である。例えば認知症であれば、MRI 画像などでとらえられた脳の形態変化は中間表現型のひとつで、ある遺伝子とこの中間表現型との関連が明らかとなれば、その遺伝子と認知症との関連に近づけるものと期待される。このように中間表現型を疾患の前段階としてとらえ、遺伝子などとの関連を検討することは比較的妥当であるが、中間表現型からアウトカムを説明しようとすると困難なことが多い。中間表現型は多くの原因によってもたらされている可能性があるためである。

4.3.7 変異と環境の統合解析

　疾患などアウトカムの出現には多くの因子が時系列で関与している（**図4-3**）。このためこれら因子を統合して解析していく必要がある。

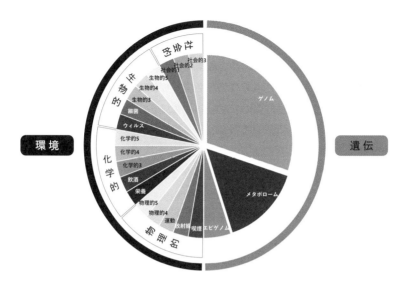

図 4-3. 多くの因子が時系列で関与

4.4 ゲノムコホートにおける曝露とアウトカムの測定

　研究デザインの決定とともに、ゲノムコホートの構築に当たっては、曝露とアウトカムの測定方法を決めなければならない。

曝露の測定

　遺伝因子と環境因子の両者について、どのような曝露があるか、あるいはあったかをとらえなければならない。

　遺伝因子については、全ゲノム解析まで実施できるだけの DNA 量を確保できる生体試料を収集する。全血及び唾液からは、全ゲノム解析に必要なゲノム量、およそ 2μg 以上を収集することが可能である。頬粘膜については、十分なゲノム量を得られることは少ない。オミックスなどの解析も考慮すると、血液を採取することが最も好ましい。次の優先順位としては唾液であるが、直前に食事をするとその食物中の DNA が解析結果に影響を与える可能性があることや、アレイによる SNP 解析な

どにも影響を与える可能性があることなどに留意が必要である。

環境因子の測定に当たっては、食事摂取状況や喫煙、飲酒などの生活習慣、年収などの社会的因子を測定する。その測定項目と量に関しては、必要性と参加者の方々の負担を考慮して決定していく。これまでのコホート研究で蓄積された曝露測定のためのノウハウを駆使し、曝露を測定していく。

曝露の測定は主に、調査票と血液などの生体試料を用いて行われる。調査票においては、これまでに蓄積されたコホート研究の質問が多く存在しているため、これらを参考に質問を組み立てていくことが一般的に行われる方法である。時代とともに出現してきた例えばスマートフォンの使用頻度・時間などについては、先行研究で質問されていない場合がある。こうした質問内容では新たに質問を作成することとなるが、その際に重要なことは、新たに作成した質問の妥当性を可能な限り検証しておくことである。スマートフォンの使用時間であれば、「あなたは1日に何時間くらいスマートフォンを使用しますか」という質問を用いた場合、何らかの形でその回答の客観性を検討することが必要である。

人為的あるいは自然に発生する**大規模災害**など特殊な曝露についてその影響を検討するためには、その事象があった場所でしかコホートを設定しえない。被災された方々にどのような影響があるかを見守ることで何らかの手立てを打てるかもしれないし、今後同様の事象が発生した際に備えることもできる。例えば広島と長崎に投下された原子爆弾の惨禍の後、放射線影響研究所が中心となり、93,000人の被ばく者と27,000人の対照者を対象として、1950年から原爆放射線の健康影響を調べるための追跡調査を行っている。**広島・長崎原爆被ばく者コホート**という。被ばくされた方の間では白血病などの増加がみられたが、その子どもたちである次世代では影響はほとんどみられないことを見出している。また、同コホートでは近年遺伝子解析も導入し、放射線の曝露と遺伝因子としてIL-10ハプロタイプを有していることが、胃がんの増加と関連していることを発見し、予防・治療に役立てようとしている[9]。

　大規模な自然災害では、ハリケーン・カトリーナ（Hurricane Katrina）におけるコホート研究が有名である。ハリケーン・カトリーナは 2005 年 8 月末に米国南東部を襲った大型のハリケーンである。そこで被災された方々のうち、205 人の集団を追跡している。近年では遺伝子解析も導入し、*RGS2* 遺伝子多型とハリケーンの経験とが心的外傷後ストレスなどと関連していることを発見し、治療などに役立てようとしている [10]。

　ゲノムコホートの曝露に関しては、バイオサイエンス領域における国際的な取り組みとして、**PhenX Toolkit（consensus measures for Phenotypes and eXposures）** が、可能な限り標準化され、推奨される曝露の測定に関するカタログを提供しようとしている [11]。PhenX Toolkit では表現型においても同様の情報を提供しようとする。

　ただし、PhenX Toolkit といえども、明確な曝露測定の方針を確立できているかは議論が必要である。ある人が物理的、化学的、生物的、社会的にどのような曝露を経験してきているのかを体系的に測定することが今後さらに重要になるであろう。おそらく**システム疫学**といった学術的な領域を創生して今後発展させていくべきである。このシステム疫学の中に、腸内フローラや口腔内細菌なども取り入れるべきかもしれない。

アウトカムの測定

　前向きコホート研究であれば、アウトカムは追跡調査によって得られる。ゲノムコホートにおける追跡調査には、伝統的な疫学の手法に加え**図 4-4** のような方法論が存在している。

　図 4-4 の①の調査票調査は、郵送法あるいは Web などを使用して実施される。参加者の方々の自己回答によって、疾患と診断されたかなどについて情報を収集する。

　②の公的データ・医療機関データの利活用のうち、公的データには例えば人口動態統計などがあり、死亡原因に関する情報を収集することが可能である。医療機関の診療録はいわゆるカルテ情報で、診療に関わる

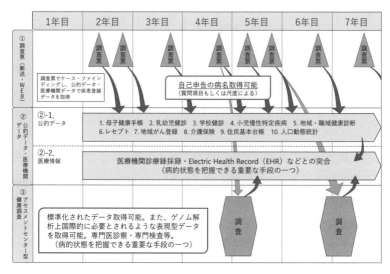

図 4-4. 前向きコホート研究における追跡調査のフロー

情報である。昨今の診療録は電子カルテとして日々データを蓄積し、**電子健康記録（Electric Health Record; EHR）**を形成している。EHR には、臨床所見、検査結果、診断名、処置名、処方名、各種記載（退院時要約、看護記録を含む）などが時間情報とともに記録されている。これらデータをコホートの追跡データとして突合できれば、省力化された追跡システムが出来上がる。「突合」は「とつごう」と読み、名寄せあるいはリンケージを行うことである。

　③のアセスメントセンター型健康調査では、調査専用のアセスメントセンターのようなところに来ていただき健康調査を行う。例えばアトピー性皮膚炎であれば、皮膚の状態について専門医が観察するなどして、その状態を詳細に把握する。アトピー性皮膚炎の責任遺伝子を特定しようとすれば、どうしてもある一定の診断精度を必要とし、さらに血中 IgE 濃度や皮膚内の様々な物質を収集するなどが必要となる。自閉スペクトラム症においても同様で、診断のためには国際的なゴールドスタ

ンダードである ADI-R や ADOS による評価が必要であるが、一般的な診療ではこれら検査を実施する頻度は比較的少なく、別途これを実施する、またはこれらを代替する検査などを導入する必要がある。

　追跡調査では、調査票調査、公的データなどで疾患可能性を把握し、医療機関診療録やその研究独自の検査によって疾患を特定していく。前者を**ケース・ファインディング**とよび、後者を**疾患登録**とよんでいる。

　疾患登録に当たっては、**疾患登録票**を作成し、診断名のみではなく、関連する情報を収集する。最終的にその疾患に罹患したかどうかを判定するあるいはサブグループに分けるなどする際に、診断名以外の情報も大いに役立つ。

　どのような情報が存在すればその疾患といえるかについては、常に議論が必要である。医師の診断は極めて重要であり、その疾患であることを強く示唆するが、症状や検査値など種々の情報を組み合わせて、その疾患であることをアルゴリズムを用いて同定しようとする試みもあり、**フェノタイピング**とよばれている。表現型としてのフェノタイプ（Phenotype）を利活用するという意味である。このフェノタイピングにおいては、国際的に **eMerge**[12] といった取り組みが行われている。eMerge では特に EHR、あるいは Electric Medical Record（EMR）を用いてどのような情報を組み合わせることによってその疾患と診断できるかを検討している。例えば 2 型糖尿病であれば、

EMR
　↓
1 型糖尿病の診断（−）
　↓
2 型糖尿病の ICD10 コードによる診断（−）
　↓
2 型糖尿病薬の処方と治療（＋）
　↓
検査結果の異常値（＋）
　↓
Case の同定

がアルゴリズムの一例である。アルゴリズムの妥当性をどのように判定すればいいか。フェノタイピングによって Case と同定する際のゴールドスタンダード、つまりこれが最終的な診断の判断基準であるとされるものがあればいいのだが、現在のところあまり明確ではない。医師の診断をゴールドスタンダードとしてもよいが、それならアルゴリズムではなく、はじめから医師の診断のみを根拠とすればよくなる。Case としたグループのその後の予後をある程度の精度で予測できるようであるなら、そのアルゴリズムは相応の妥当性をもつと考えてもよいかもしれない。

　こうして追跡調査を行いアウトカム情報を収集していくが、特に子どもにおいてはその成長に合わせ次々にアウトカムが出現するため、時期を過たず情報収集すべきである（**図 4-5**）。

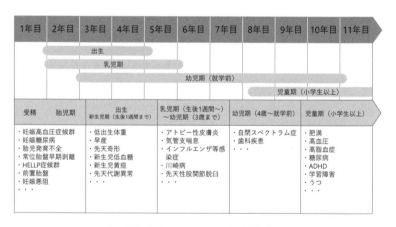

図 4-5. 出生コホートの時間軸と出口

Column｜郵送調査回収率とアセスメントセンターへの来所率

　追跡調査における高い郵送調査回収率やアセスメントセンター来所率に過大な期待をもってはいけない。例えばあなたに10人の方々の健康状態を追跡していってくれとの依頼がきたとしよう。その10人に手紙を出して8人から健康であるとの返信があり、残りの2人からは連絡がない。その場合あなたはどう思うだろうか。「80％と比較的高い返信率で、8割の人の健康が確認されているから、満足できる郵送法調査である。残り20％の人も似たような健康状態であろう」と思うだろうか。むしろ連絡がない2人は何らかの疾患に罹り、連絡をよこせない可能性もあるのではないかと考えるだろう。コホートの追跡調査においても同様である。連絡がない人の中に疾患に罹患した人が集積していく可能性がある。疾患登録、乳幼児健診などの公的な健康状態把握システムなどの悉皆性のあるデータの収集が必須である所以である。

4.5 既存データの利活用

　わが国では胎児期から死亡に至るまで、法律に基づいてきめ細かな健康に関する情報を収集している。産科医療機関診療録に始まり、乳幼児健診情報、学校健診情報、小児慢性特定疾病登録情報、地域・職域健康診断、医療機関診療録、レセプト、地域がん登録、要介護認定に関する情報、住民基本台帳・人口動態統計情報などである（**図4-6**）。これらに加え、対象者自らが所有する母子健康手帳の情報も重要な情報源となっている。

　残念ながらこれらの情報は一カ所に保管されているわけではなく、また各情報間で誰の情報か突合されているわけでもない。したがって現在

のところこれらの情報を活用してある方の生涯にわたる健康状態を把握することは実現されていない。

　もしこれら情報を一括して利活用可能となれば、例えばどのような胎児、乳幼児がその後どのような就学期を過ごしているか、あるいはどのような子どもがその後どのような疾患に罹患しているかなどの検討が可能となる。

　ただし、4.4 で述べたように、アトピー性皮膚炎や自閉スペクトラム症などではその診断に専門医の診察や専門的な検査が必要であり、既存データの利活用のみではゲノムコホートとしてのアウトカム評価は難しい。

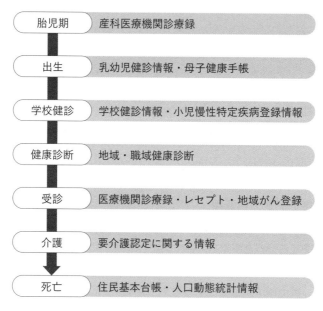

図 4-6. 健康に関する既存資料の利活用

4.6 重点疾患の考え方と疾患別ゲノムコホートデザインの設計

　患者コホートでは、はじめに対象疾患を決めるわけであるが、前向き

コホートデザインにおいても重点疾患の選定は必要である。なぜなら重点的に追跡する疾患によって、その追跡方法が相当程度異なってくるからである。

4.6.1 自閉スペクトラム症

　前向きコホート研究で自閉スペクトラム症を対象疾患とするなら、祖父や父の健康状態などの影響をみるため、リクルートの段階から三世代にわたる調査参加が必要となる。母胎内の環境として妊婦の妊娠初期の感染が影響しているとの仮説を立てるのであるなら、マイクロバイオームに資する妊娠期の採血・採尿が必要である。子ども自身の評価に当たっては、可能であれば自閉スペクトラム症診断のゴールドスタンダードであるADI-R、ADOS情報の取得が好ましいが、それが難しい場合でも、これら検査を代替するような検査や情報の取得が必要である。英国のALSPACでは、通常の追跡調査方法に加え、「特別支援学級に通級しているか」などの情報も収集し、自閉スペクトラム症の有無を判定している[13]。

4.6.2 認知症

　前向きコホート研究における認知症の取り扱いは極めて難しい。**図4-4**における郵送法によるケース・ファインディングは不可能であろう。また、認知症でも医療機関にかからない場合もあろうし、アセスメントセンター型の調査にも来ていただけないであろう。認知症においては、評価しなければならない方ほど評価できないというジレンマに陥ることになる。公的データを活用しようとしても、認知症の診断は医師によって常に一定とは限らず、要介護認定に関する情報などで一定の情報は得られるものの、やはり精度の高い診断とフェノタイピングに必要なより詳細な情報は得られないことが多い。

　そこでもし認知症を対象疾患とするなら、家族や地域包括支援センターからの情報を収集していくことなども必要である。地域の保健師などからの情報は極めて有力である。認知症を対象とするのであれば、通

常の追跡調査の方法では明らかに不十分で、自宅に訪問して健康状態を把握するくらいの意気込みが必要である。

　地域住民を対象とし、50万人という大規模で前向きコホート研究を実施している英国の UK Biobank は、2つの理由から認知症の検討を十分に行うことは難しいと論文の中で述べている [14]。ひとつは中年期から高齢期の方をリクルートしているため、リクルートの年齢まで生存できた比較的健康な方々を対象にしており、サバイバーバイアスがあることである。もうひとつは、コホートの規模が大規模で認知機能の測定を短時間で完了させなければならないため、十分な認知機能の評価をすることができない点である。そこで UK Biobank では、タッチスクリーン・コンピュータによる自己回答のテストによって、認知機能を評価している。これではアセスメントセンターに来ていただける方に限定され、さらにタッチスクリーン・コンピュータに回答できる比較的認知機能の保たれた方々の結果を得ることになる。

4.7 ゲノムコホート間の連携と統合

　既存の前向きコホートを統合することは、コホート対象者の選択に起因する参加者特性の違いからその代表性が異なり、さらに個々の研究デザインに関連した無視できないバイアスの影響により不可能とされている [15]。そこでイギリスや中国などで大規模なゲノムコホートの構築が計画され、実際に走り始めている。ここで議論されたのは遺伝子・遺伝子相互作用や遺伝子・環境相互作用などを含め、さらに伝統的なコホート研究では対象となりにくかった希少な疾患についても検討対象とできるよう、その規模は最低で50万人とされている [16]。ただ、50万人レベルの大規模ゲノムコホートですら、意味のある結論を導けるかどうかは疑問の余地があるとされ、限界はあるものの世界規模での体系立ったデータの集積（HuGENet など）も試みられている [17]。

　異なる研究デザイン間の連携と統合も検討すべきである。ゲノム医学でよく用いられる横断研究デザインあるいは症例対照研究デザインは、

環境因子の測定に関し、思い出しバイアスや因果の逆転を含みうるため、特に遺伝・環境相互作用の検討には限界がある。しかしながら特定の疾患を大規模に収集した横断研究デザインでは、そのパワーは前向きコホート研究と比較して格段に大きく無視できない存在である[18]。このパワーを生かして、遺伝因子の候補をある程度絞り込むことや、表現型としての疾患概念をその亜型の存在や新たなグループ分けなどを実施してよりホモジーニアスな患者集団に分け、その表現型の特徴を明らかにすることもできるだろう。

　以上から、本来は十分な情報取得を伴う大規模出生三世代コホートなどが好ましいものの、これまでに蓄積されたコホートの連携とそこから創出されている知見の統合を行うことには、以下のような可能性がある。

1) 遺伝子・遺伝子相互作用や遺伝子・環境相互作用、希少な疾患のリスク因子の探索などのために、研究デザインごとにデータを統合して試料・情報のサイズを増大させる。

2) 研究デザインの異同にかかわらず、各コホートで個別にみいだされたリスク因子について、別コホートで追試を行う。

3) 追跡調査を継続している場合、各コホートのノウハウを相互検証することで、追跡調査の精度管理と効率化を実現する。

文献

1) Frans EM, Sandin S, Reichenberg A, et al. Autism risk across generations: a population-based study of advancing grandpaternal and paternal age. JAMA Psychiatry 2013;70:516-521.

2) Kong A, Frigge ML, Masson G, et al. Rate of de novo mutations and the importance of father's age to disease risk. Nature 2012;488:471-475.

3) Sveinbjörnsdottir S, Hicks AA, Jonsson T, et al. Familial aggregation of Parkinson's disease in Iceland. N Engl J Med. 2000;343:1765-1770.

4) Ravelli GP, Stein ZA, and Susser MW. Obesity in young men after famine exposure in utero and early infancy. N Engl J Med. 1976;295:349-353.

5) Susser E, Neugebauer R, Hoek HW, et al. Schizophrenia after prenatal famine. Further evidence. Arch Gen Psychiatry. 1996;53:25-31.

6) 井村裕夫. 日本の未来を拓く医療―治療医学から先制医療へ. 診断と治療社. 東京. 2012.

7) Pearson H. Massive UK baby study cancelled. Nature. 2015;526:620-621.

8) 井村裕夫（監修）、竹内正弘（監修、翻訳）、花岡英紀（監修、翻訳）、他. NIH 臨床研究の基本と実際 原書 3 版. 丸善出版. 東京. 2016.

9) Hayashi T, Ito R, Cologne J, et al. Effects of IL-10 haplotype and atomic bomb radiation exposure on gastric cancer risk. Radiat Res. 2013;180:60-69.

10) Dunn EC, Solovieff N, Lowe SR, et al. Interaction between genetic variants and exposure to Hurricane Katrina on post-traumatic stress and post-traumatic growth: a prospective analysis of low income adults. J Affect Disord. 2014;152-154:243-249.

11) Available from: https://www.phenxtoolkit.org/index.php

12) Available from: https://emerge.mc.vanderbilt.edu/tools/phenotyping-tools/

13) Guyatt AL, Stergiakouli E, Martin J, et al. Association of copy number variation across the genome with neuropsychiatric traits in the general population. Am J Med Genet B Neuropsychiatr Genet. 2018. doi: 10.1002/ajmg.b.32637. [Epub ahead of print].

14) Lyall DM, Ward J, Ritchie SJ, et al. Alzheimer disease genetic risk factor APOE e4 and cognitive abilities in 111,739 UK Biobank participants. Age Ageing. 2016;45:511-517. doi: 10.1093/ageing/afw068.

15) NHGRI Expert Panel. Recommendations for a population-based cohort. 2004.

16) Manolio TA, Bailey-Wilson JE, Collins FS. Manolio TA, et al. Genes, environment and the value of prospective cohort studies. Nat Rev Genet. 2006;7:812-820.

17) Khoury MJ. The case for a global human genome epidemiology initiative. Nat Genet. 2004;36:1027-1028.

18) Clayton DG and McKeigue PM. Epidemiological methods for studying genes and environmental factors in complex diseases. Lancet 2001; 358:1356-1360.

第5章　バイオバンク

5.1 バイオバンクとは？

　バイオバンクは、「人体に由来する試料及び情報を、医学と科学の研究に利用するために、体系的に収集・保管・分配するシステム」と定義されることが多い[1]。バイオバンクを構築する際の研究デザインとしては、患者コホートのような横断研究や地域住民コホートのような前向き研究を含む。つまりバイオバンクには、「患者コホートから構築されたバイオバンク」、あるいは「地域住民コホートから構築されたバイオバンク」などが存在する。バイオバンクは医科学、創薬、生物科学研究の進歩のためのカギを握っており、世界を変えるアイデアの上位10位以内に挙げられている[2]。

　バイオバンクの第一の意義は、研究資源の効率的な利用である。1人の研究者が1人で収集した試料・情報について、もしこれを1人で解析していたら、随分と非効率な研究となるであろう。体系的に収集した試料・情報を研究者コミュニティ全体で活用しようという発想である。

　バイオバンクの第二の意義は、試料・情報の体系的な保管と品質の確保である。血液などの生体試料は、長期間保管する際に必ず品質の劣化が起こる。この劣化を最小限にするためバイオバンクを構築する。情報の集積と活用に当たっては、特にその検索機能が重要である。ある研究者の研究仮説によって利活用する情報の組み合わせが決まってくるが、その組み合わせに応じた試料や情報の有無や、これらが存在する場合にはその数を短時間で検索できるようにする必要がある。

　バイオバンクは「バンク（銀行）」なのであるから、何らかの実体の「出し入れ」が行われる。血液や尿など生体試料及びこれらと関連する情報を受け入れて蓄積し、それらを分譲や貸し出しなどで「出す」ことが必要である。

5.2 試料・情報の収集と保管

　バイオバンクに格納する試料・情報は、主にゲノムコホートで収集する試料・情報である。したがって、ゲノムコホートの研究デザインによってバイオバンクの性質も決まってくる。

　バイオバンクに格納された試料・情報は、長期間の保管と、利活用のための短期間での出庫が要求される。長期間の保管という点では、生体試料では特にその品質が要求される。

血液・尿

　生体試料として収集されるものの基本は血液及び尿である。血液は全血のまま保存したり、遠心分離などにより血清、血漿などに分けられる。血清は凝固成分をほとんど含まず、血漿は凝固成分を含む。全血のまま保存すると血中の種々の因子がお互いに作用しあい、変性することが多いため、多くの場合血液を採取後速やかに遠心分離する。

　全血の白血球からDNAを抽出することができる。また、単核球などを取り出し、不死化しておくことも有用である。多能性幹細胞の作成も考慮しておくとより有用性が増す。全血のうち赤血球に注目されることは少ないが、今後有用性が増してくる可能性はある。RNAの測定を行いたいのであれば、RNAは比較的不安定であるため、採血後速やかに適切な処理を施す必要がある。市販されているパクスジーンなどを用いることができれば、より簡便なプロトコールでRNAを固定することはできるが、高価であるため大規模に実施するには十分な予算措置が必要となる。

　血清、血漿は血中バイオマーカーの測定やオミックス解析などに利用され、極めて有用である。特に血漿を用いたオミックス解析には大きな潜在的有用性がある。

唾液、歯垢、毛髪、爪、母乳、糞便、脳脊髄液、涙

　唾液はDNAの蛇口のようになっており、血液を収集できない場合に

は唾液を収集して DNA を採取する。唾液及び歯垢は、口腔内の細菌叢を検討するためメタゲノム解析に供されることがある。

　毛髪、爪は生体がさまざまな物質に曝露された際に、これらを中長期的にため込み、この曝露の累積記録となっている場合があり、毛髪や爪の中における特定の物質の濃度を測定することがある。

　母乳では母親の栄養状態や化学物質の混入状況を測定する。母乳はまた、メタゲノム解析に供されることもある。

　糞便は主に腸内細菌叢の推定のためマイクロバイオームとしてメタゲノム解析に供する。注意が必要なのは、糞便は変性を起こしやすく保存方法に留意が必要な点と、解析の結果得られた腸内細菌叢の特徴が、疾患の原因となっているものであるのか、それとも他の原因で疾患となるパスウェイの枝葉あるいは疾患に罹患したことによる結果として出現しているマーカーなのかの見極めである。ある原因で疾患に罹患し、その体調のくずれによって腸内細菌に変化が起こっている場合、腸内細菌叢に介入しても疾患を制御することはできない。

　脳脊髄液を採取することができるのであれば、精神神経疾患などの病態解明に極めて有用である。特に認知症においては、脳脊髄液中のバイオマーカーに注目が集まっている。

　血液、尿以外の生体組織を保管することもある。例えば、涙、手術で採取したがんの組織やその他の疾患の病理組織、死後脳などである。特にがん組織は多くのバイオバンクで保管されている。

生体試料の保管方法

　生体試料は変性しやすい。そこで保存温度を低くし、活性を抑えて保管する。保管の温度は生体試料の特性に応じて使い分けている。DNA などは +4℃で保管することが多い。RNA は -60℃程度の温度で保管する。血漿、血清などは -80℃以下で保管し、生体組織などは -130℃以下で保管する。血液中の生きた細胞は -180℃以下で保管する必要がある。この場合、液体窒素の液相を用いる（**表 5-1**）。

表 5-1. 保存温度と保存試料

温度（℃）	冷蔵冷凍保存方法	保存生体試料
+4	冷蔵庫	DNA
-40 〜 -80	超低温フリーザー	RNA
-80 〜 -130	超低温フリーザー / 液体窒素気相	血液、尿
-130 〜 -150	液体窒素気相	組織
-150 〜 -196	液体窒素液相	生きた細胞

　このように各生体試料の保存に関して一般的な方法が提案されている
が、測定される項目によってはより低温での保存が必要な場合もあるこ
とがいくつかの報告で示唆されている。何らかの生体試料を直接フリー
ザーに入れて -80℃まで冷却し保存しようとした場合、フリーザーの冷
却速度はおよそ 1-2℃ / 分と非常に遅いため高分子が不可逆的に損傷を
受け、試料を融解してその後のプロテオーム解析などに供した場合、そ
の解析結果が影響を受ける可能性のあることが指摘されている [3]。反復
的な融解と再凍結によっても生体試料に含まれるある種の物質は変性す
る可能性がある [4]。また、たとえ -80℃であっても、長期保存すること
で同じくタンパク質などが変性する可能性がある [4]。

　脳脊髄液を保存する場合も、より低温であることが求められる場合が
ある。アルツハイマー病のバイオマーカーであるアミロイド β は一般的
に -20℃〜 -80℃で保存されるが、この場合 3 か月程度でも試料の質が
低下することが報告されている [5]。

　以上のように生体試料の長期保存には種々の課題がある。Hubel らは
以下の推奨事項を公表した [6]。

　1）液体の生体試料は、液体窒素気相で保存する。
　2）可能な限り速く一定の凍結速度で試料を凍結させる。
　3）凍結・融解や扉の開け閉めなどによる保冷庫の温度変化を最小限にする。

　医科学研究における生体試料の品質管理を担保する取り組みが国際的な枠組みで行われている。**国際標準機構（International Organization for Standardization; ISO）** のバイオバンクテクノロジー分野で国際標準化機構専門委員会 276「バイオテクノロジー」（International Organization for Standardization Technical Committee 276 "Biotechnology"; ISO/TC276）が 2013 年に設立され、生体試料の品質管理に関する国際標準を定めている。

　また生物資源リポジトリを取り扱う国際団体である **ISBER（International Society for Biological and Environment Repositories）** では、特にバイオバンクにおける生体試料の品質管理などについて議論を重ねている。ISBER はイスバーと読む。

5.3 試料・情報分譲の基本的考え方

　試料・情報を体系的に収集・保管し、それを分配することがバイオバンクの使命である。分配の方法は大きく 3 つに分けることができる（**表 5-2**）。

　①の分譲とは、バイオバンク構築者はデータ解析に一切かかわらず、試料・情報及びそこから得られるであろう知財等についても研究機関等に譲渡するものである。

　②の共同研究では、バイオバンク構築者と他の研究機関が共同して研究を実施するものであり、解析から得られる成果などは事前の取り決めに従って取り扱われる。

　③の内部利用では、試料・情報の利用はバイオバンク構築者に限定される。もし外部の研究者が使いたいのであれば、バイオバンクを構築し

表 5-2. 試料・情報の分配方法

① 分　　譲	・バイオバンク構築者とは関係のない外部研究者に試料・情報の使用権を譲渡すること。 ・論文執筆の権利や知財はすべて外部研究者に譲渡される。 ・バイオバンク構築者が試料・情報を使う場合には、外部研究者と全く対等に審査を受けなければならない。
② 共同研究	・バイオバンク構築者と外部研究者が共同で試料・情報を研究に使うこと。 ・論文執筆の権利や知財はすべて両者で共有する。
③ 内部利用	・バイオバンク構築者のみで試料・情報を研究に使うこと。 ・論文執筆の権利や知財はすべてバイバンク構築者が所有する。

た研究機関の所属となり、利用する。

　以上、①〜③のいずれか、あるいはその組み合わせによって、バイオバンク本来の使命である、体系的に収集した試料・情報を研究者コミュニティ全体で活用することとなる。③の内部利用だけが大部分を占めるようなバイオバンクでは、試料・情報を最も効率よく利用という発想からは遠ざかっていく。重要なことはそのバイオバンクの試料・情報分配方針が①〜③のいずれであるかを明確にするか、あるいはこれらを混在させるのであれば、どのような方針、審査で特定の研究者から申請された研究課題が①〜③のいずれが適当であるかを透明な過程で決めていくことである。

　残念ながらわが国では、試料・情報を幅広に分譲している機関は限定的である。試料・情報は内部利用あるいは共同研究に留まり、研究を格段に推進することを可能とする研究者コミュニティへの分譲は実施されていないことも多い。理由はいくつか考えられる。

　第一に、外部研究者の研究能力や倫理感に対して、バイオバンク構築者が十分に信頼できないあるいは不安を覚えるということがある。この点に関しては、試料・情報分譲審査委員会などの外的組織によって厳格な審査をすることで相応の対応が可能である。

　第二に、外部にばかり試料・情報を分譲していると、バイオバンク構築者のうち特に若手研究者の業績として、バイオバンク構築のみでは十分な評価を得られないことが挙げられる。研究者のキャリアパスとしてはどうしても論文という形での業績がある程度求められるため、バイオバンク構築者にも試料・情報を使った研究の機会を保障することが必要である。また、バイオバンク構築ということそのものが十分に評価されるような仕組みも必要である。もしこれが不可能なら、バイオバンク構築は研究をしない外部の委託業者で行うか、あるいは研究活動を終えつつあるシニアな者で行う必要があるかもしれない。

　最後にわが国においては、欧州諸国などと比較して試料・情報の利活用に関する法的な規制や裏付けが希薄であることが挙げられる。特に欧州では人の試料・情報を研究利用することに関する法律が制定されている場合が多い。アイスランドやスウェーデンなどではバイオバンクに関する法律も存在する。わが国でも法律はないものの「ヒトゲノム・遺伝子解析研究に関する倫理指針」や「人を対象とする医学系研究に関する倫理指針」などによって研究を進めるための指針が示されているが、やはり法的な効力がない中、分譲によって問題が発生することに対する不安はある程度残るであろう。

5.4 情報の機微性

　バイオバンクで扱う情報にはその機微性からさまざまなランクのものが存在する。例えばゲノム情報は極めて機微性の高いものと考えられ、情報を機微性で分類する際にはより強い保護を必要とする**ストロング**というような呼称で分類される。喫煙や飲酒の有無などの情報に関しては**スタンダード**として分類し、ゲノム情報等とは別扱いすることもある。

　米国においては医療関連データの機密保持のため、**米国医療保険の移管と責任に関する法律**（United States Health Insurance Portability and Accountability Act of 1996; HIPAA）を制定しており、わが国においても参照することが多い。HIPAA はヒッパと読む。HIPAA では患

者さんの健康に関するデータの取り扱い方法や個人を特定する情報の機密保持方法などに関して定めている。HIPAA に基づき、米国の保健社会福祉省は健康関連情報の取り扱いに関するルールを制定している。

Column｜バイオバンク構築者の評価

　バイオバンク利活用の理想は分譲である。しかしながら、この形態では、バイオバンク構築者は解析の結果の論文化という点からは評価されないことになる。

　バイオバンク構築に際しては、どうしても研究者の関与が必要であり、そこで汗をかいた、特に若手研究者のキャリアパスを考慮して、バイオバンク構築に関わったことをどのように評価するのかは大きな課題である。その実務的な内容は膨大で、若手研究者の就業時間（エフォート）の大きな部分を占めている。そもそもバイオバンク構築に携わった若手研究者は、その基盤となっているコホートのデザインをよく理解し、データ収集現場の実際を知り、最終的には複雑なデータ構造の細部まで把握しているのであるから、今後大きな成果を生み出すポテンシャルを有するわが国の極めて貴重な人材である。相応の評価とともにそのキャリアパスを十分に検討すべきである。

5.5 データシェアリングとデータ公開

　バイオバンクとして試料・情報の分譲を行うこととともに、**データシェアリング**あるいは**データ公開**の仕組みが進んでいる。データシェアリングは比較的機微性の高い情報等について研究者間でデータを共有あるい

は交換するものであり、それよりも取り扱いに際して自由度の高いデータに関しては、だれでもアクセスできるデータ公開を行っている。

　データシェアリングあるいはデータ公開には少なくとも以下のような利点がある。

1) データの生成には膨大な労力と経費が必要である。こうした研究者の負担を大幅に削減し効率化して、研究活動に専念できる時間を増やし、研究活動をより生産性の高いものとする。

2) ほぼ同じとみなされる研究群から似たような成果が出てくるような重複研究を避けることに役立ち、限られた研究リソースからの成果創出を効率化する。

3) 研究データが多数の研究者で共有されることにより、ある研究者の解析過程などを別の研究者がトレースすることが可能となり、研究者相互に検証を行うことが可能となる。このことで科学研究の透明性と再現性を担保することができる。

4) データを作成・提供している研究者にとっては、自らが創出したデータを用いた研究が行われ成果が創出されることを業績とすることができる可能性がある。

　研究の実施には必要な経費を用意しなければならないが、研究予算配分に当たっては今後、「No Share, No Budget」となる可能性が指摘されている。

　こうした背景により、多くのデータが公開されてきている。わが国を代表するデータシェアリングのためのデータベースとしては、**ナショナルバイオサイエンスデータベースセンター**（National Bioscience Database Center; NBDC）がある[7]。人を含む生物全般にわたり散在しているデータベースをさらに整備し統合していくことを目指している。データベースの中には分子疫学研究に利活用できるものが多く含まれ、ゲノムコホートから得られるゲノム情報やメタボロームなどに関係する代謝物情報、並びにこれらと関連する生活習慣情報、臨床情報、さらに

はMRIなどの画像情報も含まれる。積極的に活用したいものである。

　海外にもデータシェアリングやデータ公開を目的とした多くのデータベースが存在する。米国の **ClinVar**（クリンバーと読む）はそのひとつで、ヒトゲノムの塩基配列多型などとこれと関連する疾患についての情報を収集し、NCBI がデータ公開を行っているデータベースである。ゲノムデータでは塩基配列多型の位置やその塩基配列多型を含有する遺伝子名を含み、これらと疾患関連情報をあわせて提供している。各データは html 形式で閲覧できることに加え、CSV や一部ゲノムデータは VCF（Variant Call Format）ファイルでダウンロードすることが可能である。VCF ファイルはゲノム上の塩基変異に関する情報を含んでおり、解析に用いるのに便利である。

5.6 日本のバイオバンクと世界のバイオバンク
日本のバイオバンク

　わが国のバイオバンクとしては、3 大バイオバンクとよばれる、「**バイオバンク・ジャパン（Biobank Japan; BBJ）**[8]」、「**ナショナルセンター・バイオバンクネットワーク（National Center Biobank Network; NCBN）**[9]」、「**東北メディカル・メガバンク計画（Tohoku Medical Megabank Project; TMM）**[10]」がある。このうち BBJ と NCBN は患者コホートであり、TMM のバイオバンクは前向きコホートである（**図5-1**）。TMM はバイオバンクに加え、データ解析を行う組織を併設している。

バイオバンク・ジャパン（Biobank Japan; BBJ）[8]

　BBJ は 2003 年に開始された患者さんをリクルート対象とするバイオバンクである。「オーダーメイド医療の実現プログラム」とよばれ、その目的は薬剤の効果が体質によってどのように異なるのかを明らかにし、「薬の使い分け」や「治療の最適化」といった「オーダーメイド医療」を実現することであるとされる。2003 ～ 2007 年度の第 1 期には全国の

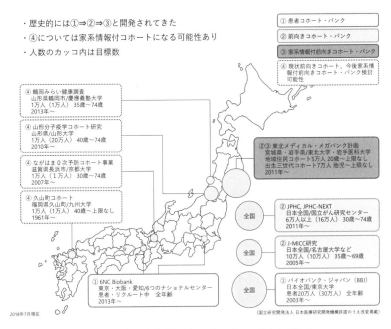

・歴史的には①⇒②⇒③と開発されてきた
・④については家系情報付コホートになる可能性あり
・人数のカッコ内は目標数

① 患者コホート・バンク

② 前向きコホート・バンク

③ 家系情報付前向きコホート・バンク

④ 現状前向きコホート、今後家系情報付前向きコホート・バンク検討可能性

④ 鶴岡みらい健康調査
山形県鶴岡市/慶應義塾大学
1万人（1万人）35歳〜74歳
2013年〜

④ 山形分子疫学コホート研究
山形県/山形大学
1万人（20万人）40歳〜74歳
2010年〜

④ ながはま0次予防コホート事業
滋賀県長浜市/京都大学
1万人（1万人）30歳〜74歳
2007年〜

久山町コホート
福岡県久山町/九州大学
1万人（1万人）40歳〜上限なし
1961年〜

②③ 東北メディカル・メガバンク計画
宮城県・岩手県/東北大学・岩手医科大学
地域住民コホート8万人 20歳〜上限なし
出生三世代コホート7万人 胎児〜上限なし
2011年〜

② JPHC, JPHC-NEXT
日本全国/国立がん研究センター
6万人以上（16万人）30歳〜74歳
2011年〜

② J-MICC研究
日本全国/名古屋大学など
10万人（10万人）35歳〜69歳
2005年〜

① バイオバンク・ジャパン（BBJ）
日本全国/東京大学
患者20万人（30万人）全年齢
2003年〜

6NC Biobank
東京・大阪・愛知/6つのナショナルセンター
患者・リクルート中　全年齢
2013年〜

2018年7月現在

（国立研究開発法人 日本医療研究開発機構許諾のうえ改変掲載）

図 5-1. 日本の主なゲノムコホート・バイオバンク

　協力医療機関において、肺がん、食道がんなどのがん、糖尿病、心筋梗塞など国民の関心の高い疾患を中心として 47 個の疾患を対象に、およそ 20 万人の患者さんについて生体試料として DNA と血清、情報として医療機関における臨床情報を収集している。2008 〜 2012 年度の第 2期では第 1 期に研究に参加した対象者について血清及びその後の臨床情報を収集し、2013 〜 2017 年度の第 3 期では認知症やうつ病などを追加しながら 38 疾患について新たに研究参加者のリクルートを行ってきた。
　バイオバンク・ジャパンの特徴のひとつは、わが国におけるゲノム研究に資するバイオバンクの草分け的な存在である点である。ゲノム解析に対する世間の理解も十分ではない中、粘り強くその必要性を各方面に説明し、バイオバンクを構築していった功績は甚大である。また、特にGWAS によって疾患と関連する遺伝子群を多数明らかにし、300 編を超

える学術論文として報告している。さらに参加者の予後を追跡率97％で追跡し、どのような体質の方がどのような治療を受けると転帰はどうなるのかを検討できる基盤を構築した。

前向きコホート研究が盛んに実施されるようなってきているが、BBJのような患者コホートがその存在価値を失ったかといえばそのようなことは断じてない。症例数を極めて大規模にできること、医療機関における詳細な表現型を取得可能であること、人類がこれまでに曝露していない薬剤と遺伝子との関連をダイレクトに検証できることなどの大きなメリットがある。圧倒的な患者数と詳細な表現型によって、表現型のクラスタリングや前向きコホートへの責任遺伝子候補情報の提供など、多くの役割が存在している。

ナショナルセンター・バイオバンクネットワーク（National Center Biobank Network; NCBN）[9]

NCBN は患者さんを対象としたバイオバンクネットワークとして2011 年に発足した。保存試料数は随時更新されている。わが国の6 つの**国立高度専門医療研究センター（National Center; NC）**が協働し、連携してバイオバンク事業を進めている。6 つの NC は、国立がん研究センター、国立循環器病研究センター、国立成育医療研究センター、国立精神・神経医療研究センター、国立長寿医療研究センター、国立国際医療研究センターである。NCBN はそれぞれの NC の専門性を活かしながら、強固なネットワークによってバイオバンク事業を運営する。

NCBN の特徴は、NC としての専門性の高い診断技術に基づいて表現型が取得されていることである。さらに各 NC の自主性を尊重したうえで、共通のプロトコールと中央でのデータベース管理によるより精度の高い試料・情報の収集と保管を実現している。

特定の疾患に関する質の高い試料・情報を利活用できることはもちろん、NCBN は大規模な総合病院におけるバイオバンクのように考えることもできる。1 人の患者さんが複数の診療科を受診してもこれらの情

報が統一されたプロトコールで収集されていると考えるとわかりやすいかもしれない。さらに疾患の間で共通にみられる特徴を見出せるような解析等の工夫ができれば、これまでの疾患概念にとらわれることのない、より発想豊かな研究が可能となるかもしれない。

東北メディカル・メガバンク計画（Tohoku Medical Megabank Project; TMM）[10]

　TMMのバイオバンクは、2つの前向きコホート参加者の試料・情報に基づいて2012年より構築されている。TMMは主として宮城県及び岩手県に居住する住民を対象に健康調査を実施し、前向きコホートデザインを採用して調査参加者の生体試料や健康情報などを収集して、15万人規模のバイオバンクを構築している。調査対象地域には東日本大震災の被災地が含まれる。健康調査によって被災地に裨益するとともに、東北発の精密医療の実現と医療関連の新たな産業の創出を目指している。ベースライン調査は2017年6月に完了し、目標である15万人を超える参加者を得ている。

　TMMは2つのコホートを有する。ひとつは20歳以上の成人を対象に病歴を問わないことを適格基準とするコホートで、「地域住民コホート」とよばれている。宮城県で約5万人、岩手県で約3万人をリクルートしている。もうひとつは妊婦を起点としてリクルートし、その家族までリクルートする「三世代コホート」とよばれるものである。宮城県と岩手県の一部地域で合計約7万人からなり、研究デザインは出生三世代コホートである。

　TMMバイオバンクの特徴のひとつは、地域住民コホートと出生三世代コホートという戦略的なゲノムコホートデザインを採用していることである。わが国においては大きなゲノムコホートであるが、世界の中ではその規模は中間くらいに位置する（**図5-2**）。

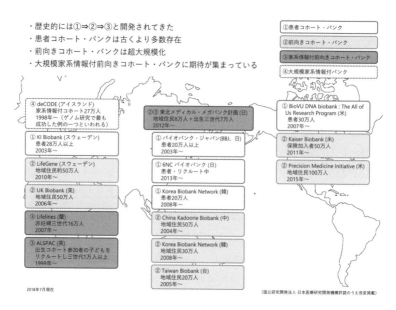

・歴史的には①⇒②⇒③と開発されてきた
・患者コホート・バンクは古くより多数存在
・前向きコホート・バンクは超大規模化
・大規模家系情報付前向きコホート・バンクに期待が集まっている

①患者コホート・バンク
②前向きコホート・バンク
③家系情報付前向きコホート・バンク
④大規模家系情報付バンク

④ deCODE (アイスランド)
家系情報付コホート27万人
1998年〜 (ゲノム研究で最も
成功した例の一つといわれる)

① KI Biobank (スウェーデン)
患者28万人以上
2003年〜

② LifeGene (スウェーデン)
地域住民約50万人
2010年〜

② UK Biobank (英)
地域住民50万人
2006年〜

③ Lifelines (蘭)
非妊婦三世代16万人
2007年〜

③ ALSPAC (英)
出生コホート参加者の子どもを
リクルートし三世代1万人以上
1999年〜

②③ 東北メディカル・メガバンク計画 (日)
地域住民8万人+出生三世代7万人
2012年〜

① バイオバンク・ジャパン(BBJ、日)
患者20万人以上
2003年〜

① 6NC バイオバンク (日)
患者・リクルート中
2013年〜

① Korea Biobank Network (韓)
患者20万人
2008年〜

② China Kadoorie Biobank (中)
地域住民50万人
2004年〜

② Korea Biobank Network (韓)
地域住民30万人
2008年〜

② Taiwan Biobank (台)
地域住民20万人
2005年〜

① BioVU DNA biobank : The All of
Us Research Program (米)
患者30万人
2007年〜

② Kaiser Biobank (米)
保険加入者50万人
2011年〜

② Precision Medicine Initiative (米)
地域住民100万人
2015年〜

2018年7月現在

(国立研究開発法人 日本医療研究開発機構許諾のうえ改変掲載)

図 5-2. 世界の主なゲノムコホート・バイオバンク

国外のバイオバンク [11)

　国外ではわが国に比べ、バイオバンク構築と利活用がより盛んである。国外には合計して百を超えるオーダーでバイオバンクが存在する。バイオバンクは国家レベルの医学研究基盤と考えられており、先を争うようにして各国で運営され、それぞれ戦略的な特徴をもつように努力されている。

　患者コホートとしては、米国の **The BioVU DNA biobank**(BioVU)[12)、など多くの患者コホートが存在する。地域住民コホートとしては、英国の **UK Biobank** [13) やスウェーデンの **LifeGene** [14)、中国の **China Kadoorie Biobank** [15) などが存在する。出生コホートとしては、デンマークの **The Danish National Birth Cohort**(DNBC)[16)、ノルウェーの **The Norwegian Mother and Child Cohort Study**(MoBa)[17)、オランダの **The Generation R Study** [18) などがある。三世代以上の家

系情報付コホートには 2 種類あり、二世代から時間の経過とともにコホート参加者の子どもを追加リクルートするという方法によって形成された三世代と、研究計画立案の段階から三世代以上が必要であることを認識して形成された三世代である。前者には英国の **A longitudinal study of pregnancy and childhood based on the population of Avon（ALSPAC）**[19]、米国の **The Framingham Heart Study**[20] があり、コホート参加者が子どもを産んだ際にリクルートを行い、三世代以上のコホートを形成しようとしている。家系情報付コホートの重要性が認識されていることの現れであろう。後者にはオランダの Lifelines[21] がある。家系情報利活用の重要性を示しているのはアイスランドの deCODE で、27 万人規模で国民の家系情報を活用し、遺伝情報と環境因子との関連を研究して大きな成果を生み出している[22]。

　患者コホートの代表として米国の BioVU[12]、地域住民コホートとして UK Biobank[13]、出生コホートとして The Generation R Study[18]、家系情報付コホートとして Lifelines[21] について述べる[11]。

The BioVU DNA biobank（BioVU）[12]

　患者コホートデザインによるバイオバンクで、米国バンダービルト大学によって実施されている。2004 年に開始され、成人の試料収集開始は 2007 年、小児の試料収集開始は 2010 年である。The Vanderbilt University Medical Center に来院したすべての患者さんから、opt-out 形式でルーチンの医療行為から残余した血液等を収集している。病名による選別は行っておらず、参加者はすべての年齢を含む。2016 年秋の段階で、225,000 の DNA 試料を収集済である。主な生体試料は、DNA、血漿、血液である。電子化された医療記録も収集している。バイオバンクとしては、試料・情報の分配は、バンダービルト大学所属の研究者及びその共同研究者に限定されており、内部利用・共同研究型のバイオバンクである。

UK Biobank [13)]

世界を代表する地域住民コホートデザインによる英国のバイオバンクである。2006年に開始され2010年にリクルートを完了した。リクルート方法は「研究参加に関するご案内資料（Invitation Letter）」を郵送で自宅に送付し、反応のあった方々に参加いただいている。参加者はリクルート時に40-69歳の男女で、病歴は問わない。参加者数は約50万人である。収集された生体試料には血液、尿、唾液などが含まれている。健康調査結果、生活習慣・社会的因子等の環境因子、National Health Service（NHS）の記録などを収集している。試料・情報は国内外の研究目的のすべての研究者に分譲可能であり、民間企業を含む。試料・情報の分譲に当たっては、たとえUK Biobank関係者であっても、申請は他の研究者とまったく対等に審査される。内部利用及び共同研究はせず、分譲のみである。

The Generation R Study [18)]

オランダのエラスムス大学によって実施されている出生コホートである。The Generation R StudyのRはRotterdamのRである。2002年に開始され2006年にリクルートを完了している。産科医療機関において、産婦人科医または助産師が受診の妊婦に声掛けをすることでリクルートしている。参加者は妊婦と胎児及びその父親である。参加者数は妊婦9,778人、新生児9,745人、父親6,347人である。生体試料としては、妊婦血液（妊娠初期及び妊娠中期）、妊婦尿、父血液、臍帯血などである。情報としては、健康調査結果、生活習慣・社会的因子等の環境因子を収集している。試料・情報の分配は、共同研究を原則としている。

Lifelines（旧 LifeLines）[21)]

計画段階から三世代にわたる家系情報付大規模前向きコホートを目指した世界初のコホートである。2006年に開始され、2013年にリクルートを完了している。リクルート方法としては、家庭医（General

Practitioner）が患者さんに呼びかけることを基本としている。病歴は問わない。中年層をまずリクルートし、その親と子どもに参加を呼びかけてもらう。最終的に生後6か月から93歳までの男女からなる167,729人のコホートとなった。生体試料は血液と尿が主要なものである。情報としては、健康調査結果、生活習慣・社会的因子等の環境因子、医療に関する電子情報などを収集している。試料・情報は国内外の研究目的のすべての研究者に分譲可能で民間企業を含む。

5.7 バイオバンク利活用促進のために

　バイオバンクは利活用されなければその価値はない。バイオバンク利活用促進のためには、構築側と利用側の双方で十分な工夫が必要となる。

　バイオバンク構築側の責務としては、まず研究デザインを十分に吟味し、次に曝露とアウトカムをどのように測定するか議論する。そのうえで予算と実行可能性に基づいて十分な参加者数のコホートを設定してバイオバンクを構築する。さらに試料・情報が集積された際には、そのデータがどのようなコンセプトでどのように集められたかを研究者コミュニティに継続的に説明する必要がある。データセットとして完成されたものから利用側がそのデータの素性を読み解くには相当な時間がかかるとともに、これが高いハードルとなって手を出しにくいという事態にもなりかねない。そこでバイオバンク構築側では、例えば「**データ解説書**」をより充実させることや「**データコンシェルジュ**」のような職種の方がバイオバンクの設計コンセプトや各データの素性等について個別に相談にのってくれるような仕組みが必要かもしれない。バイオバンク構築側はそのデータの強みや弱みをほぼすべて知っているだろうが、外部の方にとってはこれを知るまでがたいへんである。データはその素性といわゆる「きれいさ」といった特性を多くもっているため、データの理解には相当な手助けが必要である。

　バイオバンク利用側としては、どのようなバイオバンクが世界に存在し、自分の研究仮説の検証、あるいは研究仮説の設定に有用なものは何

であるかを知らなければならない。本書で紹介したわが国の３つのバイオバンク及び国外の４つのバイオバンクを中心に、自らの専門領域に鑑みてどのような解析が可能であるか、まずは検討することから始めるとよい。特に臨床医はその専門性と実際に常に患者さんと接している経験からさまざまな仮説をもっていることと思われる。その仮説を検証し、自分の患者さんをはじめ同じような症状で苦しんでいる多くの方々を救うためにも、バイオバンクを大いに利活用したいものである。臨床医の研究活動において、今後バイオバンクは必要不可欠な基盤となる。

　バイオバンク利活用の際最も重要な点は、そのバイオバンクの**研究デザインがいかなるものであるか**を十分に理解することである。そのためには分子疫学の知識が必須である。分子疫学の基本的な知識がないと研究デザインなどに対する理解が深まらず、有効なデータ利用は難しいと知るべきであろう。

　また、それぞれのバイオバンクにアクセスし、試料・情報を取得して研究することが基本であるが、さらに上級の活用方法として、バイオバンクを複数統合的に活用する方法がある。研究対象とする疾患に応じて、解析に用いることが適切と推測される試料・情報を比較的容易に抽出できる機能が求められており、近年では人工知能などを用いてこのような機能を実現するバイオバンク群も登場してきている。こうした機能も活用して、研究者はどのようなバイオバンクを主体として利活用するのが患者さんを救うために最も効率的かを吟味すべきである。いずれにしてもバイオバンクの利活用なしに今後医学研究を効率的に進めることは難しい。

文献

1) 町野朔、辰井聡子．ヒト由来試料の研究利用－試料の採取からバイオバンクまで－．上智大学出版．東京．2009 年．
2) Alice Park. 10 Ideas Changing the World Right Now. Time Magazine. March 12, 2009.

[http://content.time.com/time/specials/packages/0,28757,1884779,00.html]

3）Lee DH, Kim JW, Jeon SY, Park BK, Han BG. Proteomic analysis of the effect of storage temperature on human serum. Ann Clin Lab Sci. 2010;40:61-70.

4）Schrohl AS, Würtz S, Kohn E, et al. Banking of biological fluids for studies of disease-associated protein biomarkers. Mol Cell Proteomics. 2008;7:2061-2066.

5）Schoonenboom NS, Mulder C, Vanderstichele H, et al. Effects of processing and storage conditions on amyloid beta (1-42) and tau concentrations in cerebrospinal fluid: implications for use in clinical practice. Clin Chem. 2005;51:189-195.

6）Hubel A, Aksan A, Skubitz AP, Wendt C, Zhong X. State of the art in preservation of fluid biospecimens. Biopreserv Biobank. 2011;9:237-244.

7）Available from: https://biosciencedbc.jp/

8）Nagai A, Hirata M, Kamatani Y, et al. Overview of the BioBank Japan Project: Study design and profile. J Epidemiol. 2017;27(3S):S2-S8.

9）Available from: http://ncbiobank.org/

10）Kuriyama S, Yaegashi N, Nagami F, et al. The Tohoku Medical Megabank Project: Design and Mission. J Epidemiol. 2016;26:493-511.

11）栗山進一.「国外のバイオバンク」. 実験医学増刊 Vol.35-No.17,「ヒト疾患のデータベースとバイオバンク」p116-121. 羊土社. 東京. 2017.

12）Bowton EA, Collier SP, Wang X, et al. Phenotype-Driven Plasma Biobanking Strategies and Methods. J Pers Med. 2015;5:140-152. doi: 10.3390/jpm5020140.

13）Elliott P, Peakman TC; UK Biobank. The UK Biobank sample handling and storage protocol for the collection, processing and archiving of human blood and urine. Int J Epidemiol. 2008;37:234-244.

14）Almqvist C, Adami HO, Franks PW, et al. LifeGene--a large prospective population-based study of global relevance. Eur J Epidemiol. 2011;26:67-77.

15）Chen Z, Chen J, Collins R, et al. China Kadoorie Biobank of 0.5 million people: survey methods, baseline characteristics and long-term follow-up. Int J Epidemiol. 2011;40:1652-1666. doi: 10.1093/ije/dyr120.

16）Andersen AM, Olsen J. The Danish National Birth Cohort: selected scientific contributions within perinatal epidemiology and future perspectives. Scand J Public Health. 2011;39(7 Suppl):115-120. doi:

10.1177/1403494811407674.

17) Magnus P, Birke C, Vejrup K, et al. Cohort Profile Update: The Norwegian Mother and Child Cohort Study (MoBa). Int J Epidemiol. 2016;45:382-388. doi: 10.1093/ije/dyw029.

18) Jaddoe VW, Mackenbach JP, Moll HA, et al. The Generation R Study: Design and cohort profile. Eur J Epidemiol. 2006;21:475-484.

19) Golding J. Children of the nineties. A longitudinal study of pregnancy and childhood based on the population of Avon (ALSPAC). West Engl Med J. 1990;105:80-82.

20) Long MT, Fox CS. The Framingham Heart Study--67 years of discovery in metabolic disease. Nat Rev Endocrinol. 2016;12:177-183. doi: 10.1038/nrendo.2015.226.

21) Scholtens S, Smidt N, Swertz MA, et al. Cohort Profile: LifeLines, a three-generation cohort study and biobank. Int J Epidemiol. 2015;44:1172-1180. doi: 10.1093/ije/dyu229.

22) Styrkarsdottir U, Thorleifsson G, Sulem P, et al. Nonsense mutation in the LGR4 gene is associated with several human diseases and other traits. Nature. 2013;497:517-520. doi: 10.1038/nature12124.

第6章　分子疫学におけるデータ解析

6.1 統計学・バイオインフォマティクス・人工知能解析技術

　データ解析を行う学問分野がいくつか存在する。分子疫学ではこれらの知見を主に利用する。分子疫学自らがデータ解析手法の研究を行うこともある。

　データ解析を行う際に最も基本となる学問は**統計学（Statistics）**である。統計学の主な役割は得られたデータを要約する、あるいはデータを説明することである。このことでデータの規則性や不規則性を見出すことも可能である。

　バイオインフォマティクス（Bioinformatics）とは生命科学と情報科学が融合した学問分野のひとつで、DNA や RNA、タンパク質などといった生命現象に関与する多くの分子から得られる情報を対象に、情報科学の手法を用いて生命現象を数理的に解析しそのメカニズムを解き明かしていく学問である。人工知能解析技術のひとつである機械学習の手法も多用される。人のみにとどまらず近年では多くの生物を対象にオミックス解析などが行われ、これらから大量のデータが得られている。この大量のデータを種々解析している過程で、これらデータから生物学的に意味のある知見を抽出することには困難を伴うことが認識されるようになった。そこでバイオインフォマティクスの重要性が改めて指摘されている。わが国はバイオインフォマティクスを専門とする人材が不足している。バイオインフォマティクスが扱う課題には、DNA であれば**アライメント**といわれる断片化された塩基配列を参照配列に貼り付けていくことでシークエンスデータを推定する**配列アセンブリング**や、複数のサンプル間の遺伝子の発現レベルを網羅的に比較する**遺伝子発現プロファイリング**、**タンパク質構造予測**や**タンパク質間相互作用予測**などがある。

　人工知能（Artificial Intelligence; AI）を用いたデータ解析では、与えられたデータから機械がその特徴を学習し、ある値の「予測」や対象

の「分類」を行う。その応用範囲は広く、分子疫学ではこの人工知能解析技術を使うことも多い。

Column｜統計学と機械学習の違い

　機械学習は人工知能解析技術のひとつである。機械学習においても統計学を使用する。両者には似通った部分が多いが、統計学はモデル（分布やパラメータ）を用いてデータを説明しようとして各手法を取り揃えている印象で、機械学習は過去のデータから未来のデータをよりよく予測するために各手法を取り揃えているという印象である。

　・統計学はデータの説明に重きを置く
　・機械学習はデータの予測に重きを置く

ともいえるかもしれない。ただし、統計学と機械学習を明確に分けることは難しい。

6.2 人工知能とは？

　人工知能に明確な定義はない。1956年に研究者が米国ニューハンプシャー州のダートマス大学に集まり、「人工知能」という言葉が生まれたとされるが、現在のところ専門家の間でも定義は定まっていない。「知能の定義が明確でないので、人工知能を明確に定義することはできない」とする場合すらある。人間の知能（天然知能）の原理や実態をほぼ解明し、これを脳の外で実現するという人工知能はどこにも存在しないため、「人工知能を使ったサービス」といった表現はいい過ぎである。しかしながら、人間の知的な活動の一面に近い技術は存在し、これを人工知能とよんでいることが多い。人工知能をしいて定義するなら、「**（人間並み**

の）知的な処理をコンピュータ上に実現している状態」かもしれない。

　人工知能の中には、2000年代の後半ころからビッグデータの時代に広がった**機械学習（Machine Learning）**と、その機械学習の中でも技術的に大きなブレークスルーを得た**深層学習（Deep Learning）**の2つの大きな波が存在している。深層学習は機械学習の一部であり、機械学習は人工知能の一部である（**図6-1**）。

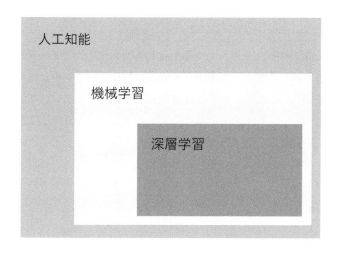

図6-1. 人工知能・機械学習・深層学習の関係

6.3 機械学習とその分類

　科学の重要な要素は「**予測**」と「**分類**」である。予測は過去から得られたデータを学習し、そこに規則性を見出して未来に起こることを連続量あるいは離散的な数値として出力することである。これに対して分類は主に過去から得られたデータを学習し、現在その特定のデータあるいはデータ群がいずれのグループに属しているかを離散的な数値として出力することである。機械学習が行っていることはこれら予測と分類のいずれか、またはその組み合わせである。

Column｜人工知能と天然知能

　人工知能の発達がある臨界点を超え、人工知能が自分よりより優れた人工知能を造り出し、それがまた自分を超える人工知能を造り出すといった循環が出現した場合、その臨界点をシンギュラリティという。これが起こると人類に与える影響が想定以上に大きく、その存在の脅威となるというものである。本当にシンギュラリティが起こるかどうか議論されたりする。

　人工知能を造り出しているのはわれわれの脳、つまり天然知能である。いまのところ人工知能といわれているものは実は知能ではない。人の脳でいえばせいぜい小脳の機能に該当するものである。天然知能というとなんとなくミスばかりで、人工知能なら完璧というような印象を持つかもしれないが、まだまだ天然知能の方が「いける」と思われる。なぜなら人工知能は将来が過去と同じという仮定を導入しないと正しく将来を予測できず、また訓練データに現れない稀少な事象に対しても無力で、臨機応変な対応は現在のところできないからである。将来想像もできないような自然災害が起こると、人工知能で備えていたシステムなどはほぼ無力となることが危惧される。最後は人の「地頭」が人類を救うことになる可能性もある。小さい時の「どろんこあそび」で地頭を鍛えておくことは重要かもしれない。

タスク・特徴量・モデル

　機械学習で行われる処理は**図6-2**のとおりである。未知のデータの入力から求められている出力を出すようにかせられた課題のことを**タスク**（**Task**）という。これの達成のため、まず学習データにはどのような特徴

があるかをとらえこれを数値化する。その数値化したものを**特徴量**とよび、機械が学習するためのデータを**学習データ**（**Training Data**）とよぶ。一般的な機械学習では人間が特徴量の抽出を行わなければならない。抽出された特徴量をとらえ機械はそこに存在する規則やパターンなどを学習する。

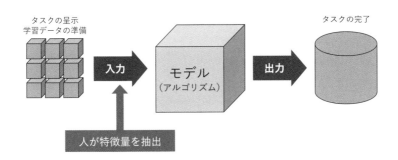

図 6-2. 一般的な機械学習におけるタスク・特徴量・モデルの関係

　タスク達成のために決められたデータ加工の流れを**モデル**とよぶ。コンピュータは既知のデータを学習してモデルを作成し、このモデルに従ってアルゴリズムを生成する。未知のデータに対し、コンピュータは得られたアルゴリズムにより出力を吐き出す。モデルは**関数**とも考えられる（**図 6-3**）。

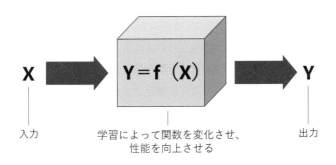

図 6-3. 入力を喰って出力を吐き出す関数

　プログラムはコンピュータに動作を指示するものでこれを記述するために用いるのがプログラミング言語である。プログラミング言語で書かれたプログラムはコードあるいはソースともよばれる。

　プログラミング言語をコンピュータが理解できる形に変換することをコンパイルといい、コンパイルを必要とするプログラミング言語と必要としないプログラミング言語がある。コンパイルを必要としない言語がスクリプト型言語で、そうした言語で書かれたプログラムをスクリプトとよんでいる。

機械学習の定義と処理段階

　機械学習（Machine Learning）とは人間が経験的に行っている学習するという能力と同様の機能、特にデータを学習してそこに潜む特徴を見つけ出し、タスクをより性能よく遂行するためのモデルを構築するような機能をコンピュータで実現しようとする技術のことである。言い換えるとコンピュータが学習するとは、あるタスクが与えられた際、あるデータを学習することによって、モデルの性能を向上させることである。モデルの性能はある基準に沿って評価される。

　機械学習には大きく 2 つの処理段階がある。ひとつはデータから学習するという段階である。この段階を**学習フェーズ**ともいう。学習フェーズでは入力された特徴量からあるタスクをより性能よく解決するためのモデルを構築していく。このモデルのことを**知識**という場合もあり、この場合モデルを構築したことを、「知識を得た」ともいう。学習によって得られた知識を**学習モデル**とよぶ。

　もうひとつの処理段階は、未知のデータに対して学習モデルを適用し、タスクの解決を得る段階である。この段階を**適用フェーズ**ともいう。学習の結果得られたモデルが、未知のデータに対してどのような出力を吐き出し、この出力がタスクの遂行をどれほど達成しているかを評価していく。

　機械学習によって株価や天気、さらには病気に至るまでの未来予測、設備の不良やスパムメールを検知し知らせてくれる異常検知（不正検知）、音声認識などを行うことが可能となる。

機械学習の分類

　機械学習を入力データと出力データの種類で分類する。入力データにおいては、正解（**ラベル**という）が付いているか否かで分類する。入力データに正解が付いており、これを学習する場合を**教師あり学習**（**Supervised Learning**）、正解の付いていないデータを学習する場合を**教師なし学習**（**Unsupervised Learning**）とよぶ。正解付きデータと正解の付いていないデータが混在していたり、正解の付いていないデータで学習したのち、そこで得られたラベルを正解付きデータとして学習する手法もあり、**中間的手法**とよんでいる。

　教師あり学習、教師なし学習はいずれも、出力されるデータの種類に応じてさらに分類することが可能である。教師あり学習において予測を行うことのうち、その特定のデータがいずれのグループに属しているかを離散的な数値として出力することを**識別**（**Classification**）とよび、未来に起こることを連続量として出力することを**回帰**（**Regression**）とよぶ。

　教師なし学習において、あるデータの集合体からそのデータ集団に内蔵されている何らかの特徴を抽出しデータ群の分類を行うことを**クラスタリング**（**Clustering**）とよぶ。また、入力となるデータ集合の一部を2種類以上取り出し、これらの関係性を出力することを**パターンマイニング**（**Pattern Mining**）とよぶ。

機械学習の中には中間的手法とよばれるものが存在する。正解付き
データと正解の付いていないデータが混在して入力される場合には、**強化学習（Reinforcement Learning）**などが含まれる。強化学習はロボットが自転車を運転する際などの学習手法として用いられ、ある距離を走って倒れた場合よりも、倒れないでより長い距離を走った場合に高いスコアを与えられ、コンピュータは倒れないことが正解であるとみなしてより倒れない方法を学習していく。

　また、正解の付いていないデータから正解を推論し、その後その正解を用いて教師あり学習を行う手法もあり、**深層学習（Deep Learning）**がこれに含まれる（**図 6-4**）。

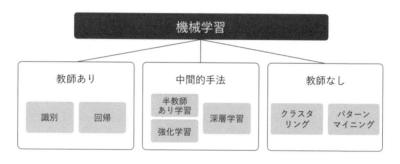

図 6-4. 機械学習の分類

6.3.1 教師あり学習
識別（Classification）

　正解 y が離散的な数値の場合を**識別**とよぶ。識別は入力を事前に決められている特定の離散値に分類する問題（**図 6-5**）である。医学においては、種々のデータから疾患であるかどうかの判定補助に使うことができる。また、画像データをピクセル値に換算すれば、同様に検査画像から疾患可能性のあり / なしを分類できる。音声認識や文字の認識などにおいても識別の手法が用いられている。識別に用いられるアルゴリズム

には、決定木（けっていぎ）、ニューラルネットワーク、サポートベクトルマシンなどがある。分子疫学では識別は主に疾患の有無の判定に利用する。

特徴量　　　　識別結果

検査1	検査2	識別
30	15	A病
20	5	B病
5	20	C病
25	30	D病
22	17	?病

学習データ（検査1=30〜25の行）／テストデータ（検査1=22の行）

図 6-5. 識別とは？

　識別における学習のフェーズでは、学習データから識別のルールを学習する。学習データによって学習させた結果生成されたアルゴリズムを**分類器**という。生成された分類器は正答率などによって性能を評価する。分類器は未知のデータを用いて識別の性能を評価する。学習の結果得られた分類器の評価に使用するデータを**テストデータ**とよぶ。

　線形とは次の2つの性質が成り立つ関係をいう。

1. $f(x+y)=f(x)+f(y)$
2. $f(kx)=kf(x)$　　k は実数

　図 6-6 において左図の近似式は $y=aX+b$ の式で書き表すことが可能で、線形の2つの性質を満たし線形である。右図の近似式は $y=aX^2+bX+c$ で線形ではない。自然界を支配する方程式は線形に表現できることよりも、非線形であることが多い。

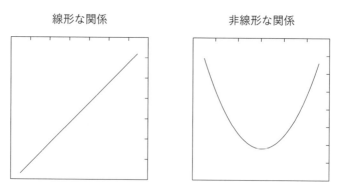

図 6-6. 線形な関係と非線形な関係

　２次元に分布するデータで直線、すなわち線形に分離することができないようなデータに関しては、非線形変換を行って高次元化し、線形分離にもっていくことが可能な場合がある。**図 6-7** に示すとおり、２次元では同心円状に分布する２種類のデータがあるとする。このままでは直線によって分離することはできない。そこで３次元の空間に写像することで平面で分離できるようにする。このような写像は非線形変換であることが多い。

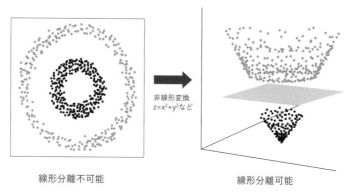

図 6-7. 非線形変換による高次元化で線形分離可能に

回帰（Regression）

　正解 y が連続的な数値の場合を回帰（Regression）とよぶ。回帰はある入力に対してそれと対応すると推定される連続量を出力することで、典型的な回帰問題には、身長から体重を推定する、年齢から動脈硬化指数を推定するなどがある。医学における回帰問題としては、喫煙歴やゲノムデータなどからある疾患に罹患する確率を算出する、などに使用することができる。分子疫学ではゲノムデータと環境因子データからある疾患に罹患する確率を算出すること、つまりリスク予測モデルを構築することを大きな目標としている。その際回帰は非線形回帰を含む。回帰には、線形回帰、サポートベクトルマシン、Random Forest などのアルゴリズムがある。

　さまざまな関係性についてモデルを選択し、教師あり学習によって「ほどよい」近似式を得るのであるが、学習データに忠実になり過ぎると、未知のデータが与えられた際に適用できなくなることもある（図 6-8）。これを**過学習**という。過学習とは学習データに適応しすぎ、学習データに対しては形成されたモデルでその細部まで説明するものの、一旦未知のデータが現れると、モデルの当てはまりがわるくなる状態をいう。一般に過学習が発生するのは学習データに対してモデルが複雑すぎることによる。そこでデータを増やす、あるいはモデルの複雑度を削減するといった対応が考えられる。回帰を行う際にモデルの複雑さを加味する方法もあり、Ridge 回帰や Lasso 回帰といった手法が知られている。

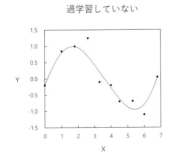
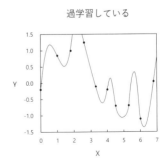

図 6-8. モデル選択の重要性

6.3.2 教師なし学習

　教師なし学習においては、学習データに正解が付けられていない。教師なし学習では、入力データの集合体を何らかの特徴に基づいてグループ分けしたり、あるデータ間の規則性を明らかにすることなどを目的としている。教師なし学習はその着目対象によって 2 通りに分かれる。

　ひとつは**クラスタリング**（**Clustering**）である。クラスタリングとはデータの性質からデータのかたまり（クラスター）をつくる手法である。一見すると何らの関連もないようなデータの集合体の中から、ある基準を用いることで似たようなデータの集団を同定し、クラス分けを行うことができる。この入力データの集合体から似たような特徴をもつデータのかたまりをつくることをクラスタリングとよんでいる。

　伝統的な疫学研究においては、例えば栄養摂取データに関してこれまでは**主成分分析**（**Principle Component Analysis; PCA**）のような手法を使ってクラス分けを行ってきた。主成分分析は複数次元あるデータをまとめて扱いやすくするため、2 次元や 3 次元などに次元を縮減する手法である。軸に沿わない変数の情報が失われてしまうという問題がある。**図 6-9** において、高次元ではデータ A と B、B と C、C と A は似たような距離である。これを主成分分析によって次元をおとすと、A と C は A と B に比べて近いようにみえてしまう。多次元のデータをある軸に沿って次元の削減を行うと、その軸に沿わない変数の情報は縮約されるあるいは失われてしまうため、このような現象が観察される。

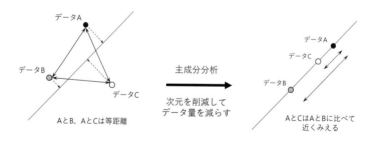

図 6-9. 高次元を低次元におとすときに失われる情報

　機械学習のクラスタリングには、はじめにクラスターの数を指定するタイプと指定しなくてもよいタイプのアルゴリズムがある。機械学習で用いるアルゴリズムを使うと、たとえば栄養摂取データに関してはじめに型分けの数を決定して分類できる、あるいはクラスターの数を仮定しないで食事パターンを分類することも可能である。クラスタリングの手法には、k-means や階層的クラスタリング、Affinity Propagation などが含まれる。k-means に関しては、6.4.4 でその実例を紹介する。分子疫学においてはこのクラスタリング手法は重要で、栄養のような曝露をクラス分けすることに加え、RNA 発現量のクラスを同定する[1]、アウトカム変数群を用いてクラス分けを行い、よりホモジーニアスな患者集団を同定する（第 8 章参照）などその潜在的活用範囲は広い。

　もうひとつは**パターンマイニング（Pattern Mining）**である。パターンマイニングは入力データの集合体の中に存在する規則性を抽出する手法である。入力データを一見すると多くの情報が混在するため規則性はみえにくくなっているが、パターンマイニングによってこれを抽出することが可能である。

　「紙おむつとビール」の例がよく知られている。「米国のスーパーマーケットでは売り上げを伸ばすために、どのように商品を陳列するかについて検討を行っていた。そこで販売データを分析してみたところ、木曜日の午後 5 時頃に紙おむつを買う方は、かなりの頻度で同時にビールを買うことを見出した。そこで木曜日の夕方以降には紙おむつを陳列している棚の横にビールを並べておいたところ、売り上げが上がった」というものである。後にこの話は事実に基づかないようであることが判明したが、寓話であるにしても、売り上げデータ集合の中から、2 種類のデータ集合の関連を見抜くという展開はパターンマイニングのわかりやすい例である。

　医学におけるパターンマイニングとしては、たとえば電子カルテのデータを用いる例がある。電子カルテとして日々蓄積される電子健康記録（Electric Health Record; EHR）には、臨床所見、検査結果、診断名、

処置名、処方名などが時間情報とともに記録されている。これらを構造化・標準化された形で集積し分析することで、たとえば投薬のタイミングとアウトカム（予後等）を相互に関連づける知見の生成などにより、医療の質向上に資することが期待される。

　また、伝統的疫学研究においても、仮説の有無にかかわらずたとえば喫煙と肺がん罹患など2種類のデータ間の関連を探し出すことは日常的に行われており、人的な経験と勘に基づいて行われてきたこの作業は、いずれ機械学習アルゴリズムによって効率的に実施できるようになるかもしれない。なお、データの中から規則性を自動的に見つけ出してくれるパターンマイニングは非常に便利なものであるが、計算量は膨大になる傾向があり、計算資源の効率的な活用が求められる。パターンマイニングの代表的なアルゴリズムには、アプリオリ法、頻出パターン木、バックトラック法などがある。分子疫学においても伝統的疫学と同様パターンマイニングはデータセットから仮説を構築するために用いる。

Column ｜ パターンマイニングとデータマイニング

　パターンマイニングは機械学習の一分野として存在する。データマイニング（Data Mining）という言葉もあり、このデータマイニングは機械学習に限らずさまざまなデータ解析の手法を駆使することで、データの集合体から規則性を抽出する手法の総称である。つまりパターンマイニングはデータマイニングの一部といえる。

6.3.3 中間的手法

教師あり学習と教師なし学習の中間に位置する手法がある。

半教師あり学習

教師あり学習と教師なし学習を組み合わせながら学習していく手法がある。**半教師あり学習**とよばれるもので、主に識別の課題に対して適用される。

教師あり学習用のデータセットを準備するのは通常コストや手間がかかる。このため大きなデータセットがある場合などでは、まず比較的少数の教師あり学習で学習して分類器を作成する。その後教師なし学習用のデータセットにこの分類器を適用する。得られた分類の結果、比較的信頼度が高く分類できたと思われるものを新たなラベルとして採用し、これを用いて再度教師なし学習を行う。以上の手順を繰り返す。

強化学習

自転車の操縦をするロボットを考えてみよう。操縦をさせる際、倒れた場合のみペナルティを与える。このペナルティが教師つまりラベルとなる。逆に倒れなかった場合により高いスコアを与えることを教師とすることもできる。倒れた場合のペナルティを教師とする方法でロボットに試行錯誤を繰り返させながら、操縦の仕方を学習させる。何度も転倒を繰り返していくうちある状態においてある行動は正解で、ある行動は不正解であることを徐々に学習し、各状態においてどのような行動をすればいいかの出力を獲得していく。このような学習方法を**強化学習**（**Reinforcement Learning**）とよぶ。転倒によるペナルティを教師とみなすと、この場合教師が時々存在することとなり、教師時々あり学習ということができる。手術をロボットが補助的にでも行うような際に、この手法は重要となる可能性がある。

深層学習

　深層学習（ディープラーニング（Deep Learning））とは深い階層をもったニューラルネットワークにより、データから複雑で非線形なものを含む関数を近似する機械学習手法である。人が勝手にラベルを決めてしまうのではなく、データの集合体から機械自身が学習によってラベルを抽出してくるところに特徴がある。深層学習は機械学習のうち、はじめに教師なし学習を行い、そこで得られたラベルを用いて教師あり学習を行うものである。

　人の脳における情報処理は、ニューロン（神経細胞）とよばれる情報処理の単位が複雑に結合し、情報を伝達したり処理したりしていると考えられている。ニューラルネットワークとはこのニューロンのしくみをコンピュータで再現することに挑戦したものである。コンピュータ上で神経細胞をシミュレートする際に使用されるニューロンに模した機械的な単位を**形式ニューロン**という。コンピュータに入力された情報は、入力層にある形式ニューロンで処理され、その処理結果が別の形式ニューロンに伝達される。情報を受け取った別の形式ニューロンは処理を行ったうえで、また別のニューロンにこの段階での処理結果を伝達する。多数のニューロンは層に分かれていてそれぞれの役割を果たしている。つまりあるタスクの解決に向かって各層での処理が順序立てて行われている。この処理を繰り返す過程で特徴量が変化していき、最終的にはタスクの解決に資するような何らかの処理結果が出力されるしくみがニューラルネットワークである。ニューラルネットワークを単純化した模式図として**図 6-10** のような図がよく用いられる。この図で示すものは最も単純な形態で、**入力層**と**出力層**のみからなる。入力された情報に対して入力層にある多数のニューロンがその役割に応じて情報を処理し、その結果を出力層のニューロンに伝達して出力層でさらにその役割に応じた情報処理を行い出力する。

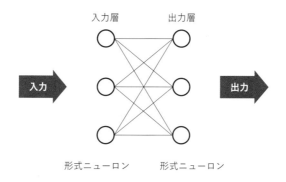

図6-10. ニューラルネットワーク

　ニューラルネットワークでは複雑な情報を処理するために、入力層と出力層の間に**中間層**を設ける。中間層は隠れ層とよばれる場合もある。中間層があることで、処理を行う形式ニューロンの数が増え、情報の処理量が増える。このことで識別の能力が上がったり、汎用性の高い回答を得られたりする。中間層に多層の形式ニューロン層をもつものがディープニューラルネットワークであり、ディープニューラルネットワークで機械学習することを**ディープラーニング（深層学習）（図6-11）**とよぶ。深層学習の途中の階層では、入力を変換した特徴量が学習されている。ディープラーニングにおける中間層は通常4〜100層ほどを用いることが多い。

　深層学習における学習の手順は、入力層に近い形式ニューロン群で教師なし学習を行い、ラベルとなる特徴を抽出する。この学習の過程を**事前学習（Pretraining）**とよぶ。この事前学習によって得られたラベルを用いて出力層に近い形式ニューロン群が教師あり学習を行い、より望まれる出力の実現を達成している。

　画像認識では2012年以降非常に大きな精度の向上があった。現在画像認識の手法はほぼすべてディープラーニングが使われている。囲碁の名人を打ち負かすアルファ碁の活躍もディープラーニングに支えられて

いる。深層学習は任意の多次元非線形関数を近似できるとされる。分子疫学においても深層学習の手法は非線形関数の構築など多くのタスクに活用される。

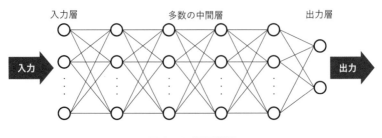

図 6-11. 深層学習

6.4 人工知能解析事始め

6.4.1 Python とは

　機械学習を学び始めるのに最も適した言語のひとつが **Python（パイソン）** である。Python はスクリプト言語である。データ解析においては R 言語も機械学習系を含め強力で豊富なライブラリを備えており、Python と同様フリーソフトである。使いたいアルゴリズムに応じて Python と R を使い分ける。

　Python はフリーソフトであるため、だれでも Web からインストールすることができる。Python には**ライブラリ・パッケージ、モジュール、アルゴリズム**の階層があり、それぞれ使いたいアルゴリズムを選択してインストールすることも可能である（**図 6-12**）。ただ、Python にはオープン・データサイエンス・プラットフォームとして、**Anaconda（アナコンダ）** が用意されており、これを使うと多くのアルゴリズム体系を一度に構築することができる。

Column ｜ 機械学習のブラックボックス問題

　機械学習の美しさは、コンピュータに単に知識をため込むことではなく、コンピュータに学ばせ学習したことを一般化させて、新しい情報に関して必要な対応をさせるところにある。機械学習はほとんど信じられないようなことまでやってのけるようになってきた。チェスや将棋で名人を負かしたり、自動車を自動で運転してみたり、空港で変装した特定の人を見分けたりといった具合である。

　ことほどさように万能感すらある機械学習であるが、当然ながら課題も存在する。入力と出力が明示され、それらを仲介しているアルゴリズムもはっきりとしているにもかかわらず、機械学習ではその入力から出力に至る道筋を明らかにできないことも多い。したがって、例えば自動車の自動運転であれば、何らかの事故を起こした場合、「その時なぜハンドルを左にきったか」の判断基準を明確にできず、プログラムのどこを直せば今回の事故につながった判断ミスを修正できるのかがわからない可能性があるということである。この問題を**機械学習のブラックボックス問題**とよんでいる。

　もちろんこの問題に対する検討は進んでいる。また、そもそもわれわれの天然知能もブラックボックスである。ある入力に対して出力をするわけであるが、その過程については人工知能よりもわかっていない点が多い。それにもかかわらず天然知能である脳は今日も何とか活躍している。

言語	ライブラリ・パッケージ	モジュール	アルゴリズム
python	sklearn	cluster	k-means affinity propagation ⋮
	matplotlib	pyplot	scatter xlabel ylabel ⋮

図 6-12. 言語、ライブラリ・パッケージ、モジュール、アルゴリズムの例

6.4.2 Anaconda のインストール

　Anaconda は Anaconda, Inc. 社によって提供されており、Python 本体に加えよく利用される Python パッケージを一括でインストール可能にしている。セットアップ作業は面倒なものであるが、Anaconda を使うことでこれをより効率よく行える。Anaconda は商用目的にも利用可能である。

　Anaconda のインストールは、公式サイト（https://www.anaconda.com/）からインストーラをダウンロードする。Anaconda のインストーラは、Windows、OS X、Linux の各 OS 用に用意されている。インストーラをダウンロードしたらそれを起動し、インストール・ウィザードに従ってインストールする。

Python のバージョン

　Python には 2 系のバージョンと 3 系のバージョンが存在する。Python 2 系は古いバージョンで 3 系は新しいバージョンである。新しく Python を始める方は Python 3 系を選択すればいいが、Web 上で公開されている重要なスクリプトには 2 系のものも多く、悩ましいところである。残念なことに 3 系には後方互換性がなく、2 系で作成されたスクリプトは 3 系では走らない。本書では Python 3 系のスクリプトを紹介する。

6.4.3 Python の実行

　Python の実行は**コンソール**から可能である。その他にも対話環境や統合環境を使うことも便利である。**IPython** は Python を対話的に実行するためのプログラムである。**Jupyter Notebook** はプログラムと実行結果などを統合的に管理でき、Web ブラウザ上で作動する。**Spyder** は画面の左側にスクリプトのエディタ、右側にコンソールなどが表示される統合環境で、SAS などのプログラム言語を使い慣れた読者にはこの Spyder がしっくりくるかもしれない。

6.4.4 クイックツアー

　Python による機械学習を手早く体験してみる。分子疫学でよく使う人工知能解析技術には、

　1）栄養など曝露のクラスタリング

　2）RNA 発現量など中間表現型のクラスタリング

　3）アウトカムにおけるクラスタリング

　4）リスク予測モデル構築におけるサポートベクトルマシン活用

　5）リスク予測モデル構築におけるニューラルネットワーク活用

などがある。こうした背景からここではクラスタリングの体験をする。

　クラスタリングの代表的手法である k-means を取り上げる。データセットとしては、iris データセットを用いる。iris データセットは「あやめ」に関するデータセットで、「フィッシャーのあやめ」とよばれ、イギリスの統計学者 Ronald Fisher（1890-1962）の名前にちなんでいる。iris には 3 種類のあやめについて、それぞれ 50 個の測定データがあり、測定データはガクの長さ、ガクの幅、花弁の長さ、花弁の幅、花の種類の 5 つの変数からなる。iris データセットは scikit-learn をはじめ各種の統計パッケージに格納されている。

　iris データセットを読み込み、k-means によるクラスタリング結果を可視化する。スクリプトは以下のとおりである。各自のコンソールなどから走らせてみてほしい。

```python
# アルゴリズム、データなどのインポート #
import matplotlib.pyplot as plt
from sklearn import cluster, datasets
iris = datasets.load_iris()

# モデルの設定 #
model = cluster.KMeans(n_clusters=3)
model.fit(iris.data)

# クラスタリング結果ラベルの取得 #
labels = model.labels_

# 結果の描画 #
#1番目のキャンバスを作成 #
plt.figure(1)

# ラベル 0 の描画 #
ldata = iris.data[labels == 0]
plt.scatter(ldata[:, 2], ldata[:, 3], color='black', alpha=0.3, s=100,
marker="o")

# ラベル 1 の描画 #
ldata = iris.data [labels == 1]
plt.scatter(ldata[:, 2], ldata[:, 3], color='black', alpha=0.3, s=100,
marker="^")
```

```
# ラベル 2 の描画 #
ldata = iris.data [labels == 2]
plt.scatter(ldata[:, 2], ldata[:, 3], color='black', alpha=0.3, s=100,
marker="*")

#x 軸、y 軸の設定 #
plt.xlabel(iris['feature_names'][2])
plt.ylabel(iris['feature_names'][3])

# 結果の描出 #
plt.show()
```

図 6-13 のように出力されるはずである。

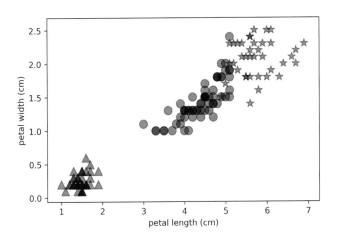

図 6-13. iris データセットのクラスタリング結果の散布図

6.5 ビッグデータと機械学習

6.5.1 ビッグデータへの期待とその限界

ビッグデータを用いることで、これまで明らかにされて来なかった科学的知見をより多く得られるのではないかと期待されている。ビッグデータそのもの及びその利活用可能性に関する特徴は、大量・多様・スピードだといわれている。医療関係におけるビッグデータの代表といえば**ゲノムデータ**であろう。SNP に限定しても、数十万の変異情報がある。しかもゲノムコホートの巨大化により、対象人数は数万から数十万人規模となり、その掛け算は膨大なものとなる。

ビッグデータにそれなりの期待が集まっているが、その膨大さのためこれらのデータに関して人手による情報の特徴抽出は不可能である。そこで機械学習などを用いることとなるが、ビッグデータは精度の追究よりもより多くのデータを取得することが優先される場合のあることや、多くの情報源からデータが集められることがあるため、さまざまなバイアスを避けることはできない。さらにそもそも機械学習には本質的な限界がある。

1. バイアスに関する限界

データを取得する際には多かれ少なかれバイアスが入る。機械学習ではいくら大きなデータを用いても、サンプリングの際にバイアスのかかった状態のデータから母集団の分布を推定することはほぼ不可能である。したがってビッグデータにはバイアスがいかほどであるかの見積りが付いていることが極めて重要である（**図6-14**）。サンプリングはデータセットの行にも列にも必要である。

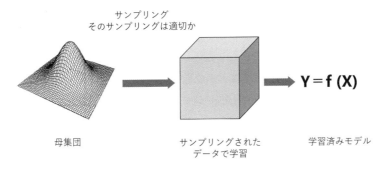

サンプリング
そのサンプリングは適切か

Y = f (X)

母集団　　　　　　サンプリングされた　　　　　学習済みモデル
　　　　　　　　　データで学習

図6-14. サンプリングがその後の流れを決定する

2. 予測における限界

　機械学習においては、過去に観測されたデータに基づいて学習し、モデルを構築して新しい値を予測する。したがって将来が過去と同じでないと正しく予測することはできない。

3. 異常事態に関する限界

　機械学習は、学習データの集合体には含まれておらずその集合体の規則性からも外れているような稀な事象に関しては、適切な対応をすることは難しい。すなわち学習データに異常事態のデータがないと、これに対応するモデルを構築することはできない。機械学習にはひらめきがなく、臨機応変な対応はできない。

　以上、機械学習には3つの限界がある。このため素性のよくわからないデータであれば、いくらビッグであっても期待するような結果を出力することはできない。そのデータがどのような研究デザインで取得されているか、この点を理解することが重要である。

6.5.2 ガーベージイン・ガーベージアウト

　2011年ころのビッグデータブームの際には、一部でとにかくデータ

が大きければイノベーションを起こし、創造的なことをいくらでもできると考えられていた。しかしながら、ビッグデータといってもそのデータにバイアスがかかっていたり劣化していたら、出力されてくる結果の信頼性は大きく損なわれることが認識されだした。

　データ解析に関しては**ガーベージイン・ガーベージアウト**という言葉がある。解析装置にガーベージ（ごみ）を入れても、出てくるのはやはりガーベージであるという意味である。Rose らの論文では、データ解析に際して重要なことは、質がよく有用なデータを取得することがすべてであると述べられている[2]。

　またデータは常に劣化するものと考えた方がよい（**図 6-15**）。特に人に関するデータはその取得時にすでに大きく劣化している。人ではマウスのように種々のデータを管理された環境下で取得することはできず、必然的により負担の少ない質問紙への回答などに頼ってしまうことになるからである。

　精密医療の実現のためには、分子疫学の素養を身につけた各分野の専門家が十分に議論し、よくデザインされたゲノムコホートの設計とその精緻な実施が必須である。研究デザインをよく理解すればデータセットは実は三次元で、第 3 の軸は時間であることも認識できるようになる。通常よく使う二次元のマトリックスに記載されたデータには、実はそのうしろに時間という情報が付いており、研究デザインによってそのデータがいつ取得されたものであるかは異なってくる。解析の結果出てくるものの上限はデータの質と同程度である。

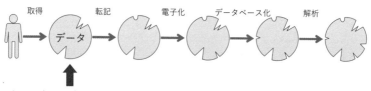

図 6-15. データは常に劣化する！

Column｜近い将来なくなる職業と残る職業

　人工知能の進化とその社会実装が進むことによって、われわれの仕事にどのような影響を与えるのかについては、よく議論されるところである。次のような議論がなされることがある[3]。

　ひとつの議論は、「科学技術の発展はいつの時代でも起こっており、そのたびになくなる仕事もできるが、代わりに新しい仕事が必ずできる」というものである。

　もうひとつの議論は、「人工知能の発展は性質の違うものであり、これまでの変化は少数の人だけに影響があるものだったかもしれないが、今回の変化は大多数の人に影響を与えるものかもしれない」というものである。

　いずれの議論の方向に向かうかは、中長期的なスパンでの評価が必要であろうが、いくつかの職業にはそれなりの影響がでることは間違いないであろう。オックスフォード大学所属の2人が702個の職業について、「あと10〜20年でなくなる職業と残る職業のリスト」を作成した[4]。最も残ると思われる職業を「1番」とし、順に下っていき、最も残らないと思われる職業を「702番」とした。

　注目したいのは、10〜20年後まで残る職業21位である。医学研究者（Medical Scientists）とあるがその括弧内には「疫学者を除く（Except Epidemiologists）」とある。では疫学者（Epidemiologists）は何番なのかとみると、206番である。702番のうちの206番であるから、半分よりは上であるが、疫学者（ただし、これまでの）は、残る職業のトップ100にも入っていないと主張されている。ことの真偽は別にして、これまで疫学をなりわいとされてきた諸兄諸姉にとっては、少々心穏やかならぬ記載である。

文献

1) Hormozdiari F, Penn O, Borenstein E, et al. The discovery of integrated gene networks for autism and related disorders. Genome Res. 2015;25:142-154. doi: 10.1101/gr.178855.114.

2) Rose, LT, Fischer KW. Garbage In, Garbage Out: Having Useful Data is Everything. Measurement. 2011;9:222-226.

3) 松尾豊. 人工知能は人間を超えるか. 角川 EPUB 選書. 2016/5.

4) Frey CB, Osborne MA. THE FUTURE OF EMPLOYMENT: HOW SUSCEPTIBLE ARE JOBS TO COMPUTERISATION? September 17, 2013.

第 7 章　倫理的課題

7.1 人を対象とした研究には説明と同意が必要

　人を対象とした研究を実施する場合、対象となる方に研究の内容を説明し、参加の同意を取得する必要がある。そもそも研究とは何か。ロバート・M. ヴィーチはその著書「生命倫理学の基礎」の中で、「科学の進歩を目的とする科学的知識の系統的追究。医学ではヒトを被検者として用いる研究で医学介入したところ、その介入が被検者のためになったと判明することもあるが、しかし、目的はそこにはない」としている[1]。この他にも研究に関する定義は種々あるが、いずれにしても研究を実施するに当たっては、研究の対象となる方々を保護しその権利を守ることは必須であり、歴史的に種々の議論がなされてきている。

　医学研究における倫理的な原則としては、**ヘルシンキ宣言（Declaration of Helsinki）** が最も代表的なものである。ヘルシンキ宣言は、1964 年にフィンランドの首都ヘルシンキにおいて開かれた世界医師会で採択された。その正式名称は、「人間を対象とする医学研究の倫理的原則」である。数年ごとに何度も修正がなされ、各時代の社会通念やその時代の最新の医学の現状などを考慮に入れながら更新されて、古びれることのない倫理的な原則を示してきている。最近では 2013 年 10 月にブラジルで開催された世界医師会フォルタレザ総会で修正されている。

　ヘルシンキ宣言は「序文」、「一般原則」、「リスク、負担、利益」、「社会的弱者グループおよび個人」などに分けられ、合計で 37 個の項目がある。その骨子は以下のとおりである。

1. 人間を対象とする医学研究においては、個々の研究参加者の福祉が他のすべての利益よりも優先されなければならない。
2. 人間を対象とする医学研究は、科学的文献の十分な知識、関連性のある十分な情報に基づき、一般的に受け入れられた科学的原則

に従わなければならない。人間を対象とする医学研究を行うのは、適正な科学的訓練と資格を有する個人でなければならない。

3. 人間を対象とする各研究の計画と作業内容は、研究計画書の中に明示されていなければならない。

4. 研究計画書は、研究開始前に研究倫理委員会に提出されなければならない。

5. 不利な立場または脆弱な人々などを対象とする医学研究は、研究がその集団の健康上の必要性に応えるもので、かつその集団が研究結果から利益を得る可能性がある場合に限り正当化される。

6. 判断能力のある人間を対象とする医学研究においては、研究参加の候補者には、研究の目的、方法、期待される利益とリスクなど、研究に関するすべての側面について、十分に説明されなければならない。

7. 判断能力に乏しいいわゆる制限能力者が研究参加の候補者である場合、法律上の権限を有する代理人からのインフォームド・コンセントを求めなければならない。

8. 研究終了後、その研究に参加した患者さんは、研究結果を知る権利を有する。

なお、ヘルシンキ宣言の序文には「本宣言は全体として解釈されることを意図したものであり、各項目は他のすべての関連項目を考慮に入れて適用されるべきである」とされている。分子疫学に限らず、人間を対象とした研究を実施しようとする者は、必ずヘルシンキ宣言の全文を繰り返し読み、これを遵守する必要がある。

ヘルシンキ宣言はナチスが行った人体実験に対する反省から生まれた**ニュルンベルク綱領（Nuremberg Code）**を受けて採択されている。同綱領は、1947年にニュルンベルクにて行われた裁判で提示された医学研究を行うに当たって遵守すべき基本原則であり、10項目からなる。

ヘルシンキ宣言とともに、米国では**ベルモント・レポート**が公表され、

人間を対象とした研究を行う際の規範となっている。事の発端は**タスキ
ギー事件**である。

　タスキギー事件とは、1932 年から 40 年間にわたって行われた医学研
究で、梅毒の自然経過を明らかにすることを目的としていた。この目的
のため、アラバマ州タスキギーに居住する比較的貧困層の多いアフリカ
系アメリカ人を対象に研究を行った。1932 年当時には梅毒の治療法は
なかったにもかかわらず、特定の症状をもつ疾患に対して無料で治療を
提供する事業のような説明に基づき研究参加者を募った。研究参加者に
は正確な診断名は告げられないまま研究が進行する。最悪であったの
は、1947 年ころにペニシリンが梅毒に有効であることが明らかにされ
たのちも、その治療を施すことなく、さらに自然経過を観察し続けた
ことである。このため研究参加者は有効な治療法があることを知らされ
ず、もちろんその治療を受けることもなく、患者さん本人の症状の悪
化や死亡、地域における感染の広がりが続いた。1972 年に一部メディ
アの報道によってこの事実が明るみにだされ、米国全体に知れ渡り、大
きな問題となった。この一連の出来事をタスキギー事件と称している。
この事件の反省に立ち、1979 年にベルモント・レポートが公表されて
いる。ベルモント・レポートは基本的倫理原則として、（1）RESPECT
FOR PERSONS 人格の尊重、（2）BENEFICIENCE 最善の利益、（3）
JUSTICE 正義・公正の 3 つを採用している。

　各国の法律を遵守することは当然であるが、法律以外にも医学系研究
を行うに当たっての指針となるものがある。これがいわゆる倫理指針で、
人を対象とする医学系研究に関する倫理指針（文部科学省、厚生労働省）
などがある。当然ながらヘルシンキ宣言なども十分に踏まえ、さらにい
くつかの重要な基本方針を示している。

　　① 独立かつ公正な立場に立った倫理審査委員会による審査
　　② 社会的に弱い立場にある者への特別な配慮
　　③ 個人情報等の保護

特に社会的に弱い立場にある方への特別な配慮については、人権の尊重と十分な配慮が必要である。同意能力が欠如していると考えられる方については、その方の意見と利益を代弁できる方の**代諾同意**が必要である。同意能力の欠如事例には、胚、胎児、新生児、小児、精神障害者、意識障害者などが含まれる。

　同意の自発性の保障が難しい方々、例えば被雇用者、学生、貧困層の方々、施設収容者などにも配慮が必要であろうし、他に選択肢のない末期患者・重症患者等の方々や妊婦、大規模災害の被災者の方々などにも最大限の敬意と十分な配慮が必要である。

Column | 代諾同意の在り方

　胚、胎児、子どもではその親権者等から代諾同意を取得する。わが国の指針では、16歳以上の未成年者には代諾者の同意とともに本人からの同意も必要とされる。また、16歳未満であっても、本人に可能な限り平易な言葉で説明することが求められる。これをインフォームド・アセントという。

　代諾同意は可能な限り避けなければならない。本人から同意を得ることが大原則である。ただ、倫理指針にあるとおり、「提供者からインフォームド・コンセントを受けることが困難で、その人からの試料・情報の提供を受けなければ研究が成り立たないと考えられ、倫理審査委員会が承認した場合」に限り、代諾同意で研究を実施する。「その人からの試料・情報の提供を受けなければ研究が成り立たない」かどうか、研究計画立案の際には徹底的に検討すべきであろう。

　ゲノムを扱う場合にはさらに、**ヒトゲノム・遺伝子解析研究に関する倫理指針（文部科学省、厚生労働省、経済産業省）**が定められており、これの遵守が求められている。同指針の前文では、「遺伝情報は、提供者及びその血縁者の遺伝的素因を明らかにし、その取扱いによっては、様々な倫理的、法的又は社会的問題を招く可能性がある。」といった内容が述べられており、ゲノム情報を扱う場合の特殊性とそれに鑑みた指針の必要性を述べている。

7.2 個人情報の保護

　個人情報が保護されなければならないのは当然のことである。**個人情報の保護に関する法律**（以下、**個人情報保護法**）は、平成 15 年 5 月 23 日に成立し、平成 17 年 4 月 1 日に全面施行された。平成 27 年 9 月には**改正個人情報保護法**が公布され、平成 29 年 5 月 30 日に全面施行されている。個人情報保護法の改正により、個人情報の定義の明確化と**要配慮個人情報**の規定の新設が行われている。

　　① 個人情報の定義の明確化

　　　個人を識別できる情報は個人情報であると明確化された。個人を識別できるデータには、顔、指紋などの身体的特徴や、マイナンバーなど個人に割り当てられた番号などが含まれる。

　　② 要配慮個人情報の規定の新設

　　　思想や信条、社会的身分、病歴や犯罪歴など、その情報が他人に知れることで、不当な差別や偏見を生じる恐れのある情報を、特に配慮が必要な情報であることに鑑み、要配慮個人情報として新たに規定した。要配慮個人情報の取得に当たっては、原則として本人の同意が必要であるとされる。

7.3 ゲノム解析と関連する倫理的課題の特徴

　ゲノムを扱う医学研究であるからといって、特別に守らなければならない倫理というものはない。しかしながら、より慎重な配慮が必要な事

項は存在する。

　もし、ゲノムを扱う研究に対象者が参加してそのゲノム情報が外部に漏れた場合、何が起こるであろうか。次のような懸念がある。

　① **結婚差別**
　② **就職差別**
　③ **生命保険加入差別**

などである。

　結婚については、相手の遺伝情報を参考にしてその諾否を決める行為で、好ましい行為ではないであろう。

　就職差別も大きな問題である。ある遺伝子変異をもっているから将来的にある疾患に罹る確率が高いとわかり、そのため就職を拒否することである。死に物狂いで就職活動をしている方にとってこの差別は許されるものではない。

　生命保険加入に際しての差別は困った問題である。生命保険者の側からすれば、リスクが同じあるいはリスクに応じて相応の保険料を負担するという前提があって初めて保険制度が成り立つと考えている。ゲノム医学が発展するまでは、そのリスクが明らかになりようがなかったため事なきを得ていたが、リスクがそれなりに明らかとなってきた際には、そのリスクに応じて保険料の割り増し、あるいは加入拒否とすべきであるとの意見である。他方自分の責任の及ばないゲノム情報は、喫煙など自らの努力で変容できるものとは同等ではないとの意見も当然ながらでてくる。この問題はいずれ十分な情報公開とともに本格的な議論が必要であろう。

> ## Column ｜ 遺伝情報の返却に当たっては種々の課題が存在する
>
> 　そもそも遺伝とは何か。遺伝子に変異があれば必ず疾患に罹るのか。家族にはどのような影響があるのか、などである。最終的には医療の隅々までゲノム医療がいきわたるようになることを目指しているのであるから、遺伝カウンセラーの早急な体制づくりとともに、国民の遺伝に関するリテラシーの向上も急務であろう。各種メディアが取り上げてくれることも重要かもしれないし、啓発書のようなものが多く出版されることや根本的な解決策としては、小中学校の義務教育に、遺伝に関する知識をより多く取り入れることかもしれない。

7.4 遺伝情報を研究参加者に返すことの重要性と課題

　ヒトゲノム・遺伝子解析研究に関する倫理指針においては、遺伝情報の取扱について、以下のように述べている。

　「研究責任者は、**提供者が自らの遺伝情報の開示を希望している場合には、原則として開示しなければならない。**」

　この文章からすると、これまで実施されてきたゲノム研究では、遺伝情報を開示しなければならなくなる。ただし、文章には「原則として」という枕詞とともに、以下のような内容の文章が続く。

　「ただし、遺伝情報を提供することにより、**当該研究を行う機関の研究業務の適正な実施に著しい支障を及ぼすおそれがある**場合には、その全部又は一部を開示しないことができる。」

　上記の文章の重要な点のひとつは、「当該研究を行う機関の研究業務の適正な実施に著しい支障を及ぼすおそれ」があれば、遺伝情報を開示

しなくてもいいという点である。今後の分子疫学研究においては、研究に支障があるとの理由を使うことは、少なくとも2つの意味で厳しいかもしれない。

一つめはゲノム情報を返しても支障のないような研究方法を工夫できないのか。二つめは研究が進んできたら、その目的であるゲノム情報を使った医療が開発され発展してきているはずであるから、ゲノム医療の進展に伴ってゲノム情報を返すことの課題は徐々に解決しているはずではないか。

いずれにしても、いつまでもゲノム情報を返さないという態度では、そもそも精密医療そのものを実現化しようとしていないといわれても仕方がないのかもしれない。

ただし、遺伝情報はそのまま家系情報に直結するため、その人の遺伝情報が家族に与える影響には最大限の注意が必要である。特にある遺伝子変異を家族のだれが保因しているのか、保因している場合どのように知らせ対応すべきかは重要である。さらに、家族が生物学的な家族なのか否かについての情報の取り扱いについては、十分に検討する必要があろう。不義のみではなく、本人に知らされないまま養子縁組などが行われている場合もある。

Column ｜ 配慮と差別

　高齢の方、妊婦さんや小さなお子さん、障碍をお持ちの方、重い病気で苦しんでおられる方など、社会や個人の配慮を必要としている方々がいらっしゃる。一方で人種や性別などに関する差別が存在する。

　配慮と差別は何が違うのであろうか。配慮は対応すべきであるとの根拠が明確で、受ける本人が望んでいるものと考えることが可能である。差別は対応すべきとの根拠がなく、かつ本人が望んでいないものである。

　遺伝子変異に基づいたある個人への対応は、配慮か、差別か。もしその対応が根拠の薄弱な疾患罹患の占いのようなレベルのもので、かつ本人がその対応を望んでいないとすれば、その対応は差別であろう。

　何らかの対応をすべきかどうかの選択に当たっては、対応の必要性の根拠の存在と本人が望むか否かの 2 つのうち、当然ながら本人が望むか否かの方がより重要視されるべきであると思われる。

7.5 将来を見据えた説明と同意

　継続的に試料・情報を収集して将来の使用に備えるバイオバンクにおいては、利用目的を特定した同意を取得することはほぼ不可能である。そこで特にヨーロッパを中心に、参加者の権利を保護し、研究の倫理性を確保することのできる同意取得の在り方が模索されている。

　欧州評議会閣僚委員会は 2006 年に、「国レベルの生物学試料のコレクション及びバンクの発展が進行し、また計画されていることを考慮し

て」、人に由来する生物学試料を用いた研究に関する勧告を行った。同勧告は、**①倫理委員会等による承認、②参加者への試料撤回権の付与**の2つを条件に、当初の同意に含まれる範囲を超える利用を許容している。

OECD（Organisation for Economic Co-operation and Development; 経済協力開発機構）は 2010 年 3 月に「**ヒトのバイオバンクおよび遺伝学研究用データベースに関する OECD ガイドライン**」を公表している。そこでは、「当初のインフォームド・コンセントとは一致しないヒト生物試料またはデータの事後的利用が想定される場合、参加者または適切な代理決定者から新たな同意を得るか、研究倫理委員会から同意免除を得るべきである。」といった内容を述べ、バイオバンクの利活用に関する方向性を示している。

欧米諸国ではバイオバンクに関連する法律がいくつか制定されている。アイスランドの医療データベース法及びバイオバンク法、エストニアの遺伝子研究法、スウェーデンやノルウェーなどの**バイオバンク法**である。これらの国々では法律に基づいてバイオバンクを運営する者の責任と試料・情報を受け取って研究などを実施する者の責任が明らかにされているため、両者ともに比較的安心感をもってバイオバンクの運営と研究の実施を行うことができる。

わが国においても、バイオバンク法の制定が必要かもしれない。

文献

1) ロバート・M. ヴィーチ（著）、Robert M. Veatch（原著）、品川哲彦（翻訳）、後藤博和（翻訳）、伊藤信也（翻訳）、岡田篤志（翻訳）. 生命倫理学の基礎. メディカ出版. 2003/12.

第 8 章　精密医療の出口と社会実装

8.1 精密医療の歴史と現状

　少数の候補遺伝子アプローチによる精密医療はゲノム医学の発展とともに多数行われている。2005 年の次世代シークエンサーの登場によって、2010 年頃より網羅的な検査によってゲノムを調べて変異を見出す医療が出現してきている。初めに候補遺伝子アプローチによる精密医療を紹介し、次に網羅的な検査による精密医療の流れを示す。

BRCA1/2 変異と乳がん

　がん抑制遺伝子である *BRCA1* または *BRCA2*（*BRCA1/BRCA2*）遺伝子に変異があると乳がんまたは卵巣がんの罹患リスクが高くなる。がん抑制遺伝子によって傷ついた DNA を修復する働きを得られる。これらの遺伝子のどちらかに変異が生じると、DNA 損傷を適切に修復することができにくくなり、結果としてがんを引き起こす可能性が相対的に高くなる。対立遺伝子のいずれにも塩基の変異がない場合、そのひとつに傷がついたとしてもまだ残りのひとつは機能をもちうる。しかしながら、がん抑制遺伝子に変異があるということは、生まれながらにすでに対立遺伝子のひとつに塩基の変異がみられるため、ふたつとも変異となってしまう確率が相対的に高まってしまうということである。

　そこで *BRCA1/2* 変異の有無を明らかにし、その結果に基づいてリスクが高い場合には、そのリスクを低減させる方法として乳房の予防的切除や、さらに早期発見による二次予防を目指して 2 年に 1 回の乳がん検診を 1 年や半年に 1 回にする、あるいはより早い年齢から検診を開始するなど、その発見方法を強化するなどの対策をとる。モダリティとしてマンモグラフィに加え、MRI を導入するなどの対策をとっている場合もある。

　予防的切除術とは乳がんや卵巣がんの罹患前にがんが発生してくる確

率の高い乳房や卵巣などの組織を取り除くという方法である。

　このように乳がんの一部については、遺伝子変異がリスク上昇と関連するとのエビデンスにより予防的医療が行われている。精密医療が一部実現されている好例である。

ALDH2 と食道がん

　アルコール（エタノール）は主に肝臓でアルコール脱水素酵素によりアセトアルデヒドに変換される（**図 8-1**）。有害のアセトアルデヒドを無害の酢酸に変換する酵素が、アルデヒド脱水素酵素（aldehyde dehydrogenase; *ALDH*）である。この酵素は少なくとも 14 種類あるが、アルコール処理の主役はアルデヒド脱水素酵素 2（aldehyde dehydrogenase 2; *ALDH2*）である。この *ALDH2* の 504 番目のアミノ酸を規定する塩基配列に比較的高頻度で個人間に違いがある。当該部位の塩基が 2 つともグアニンの場合を GG タイプ、1 つはグアニンでもう 1 つはアデニンの場合を AG タイプ、2 つともアデニンの場合を AA タイプとよんでいる。GG タイプでは *ALDH2* の代謝活性は標準型であるが、AG タイプでは GG タイプと比較し、代謝活性はおよそ 1/16 となっている。AA タイプでは代謝活性はほぼ失われている。アセトアルデヒドは毒性が強く、この濃度が高いと飲酒中に気分がわるくなったり、二日酔いなどの原因となる。したがって AG タイプ、AA タイプの方は、アセトアルデヒドの影響を受けやすい体質であるといえる。

　口腔内の常在菌はアルコールからアセトアルデヒドを産生する。このため、飲酒後の唾液中のアセトアルデヒド濃度は、血液中のそれより 10 倍位の高濃度となることが観察されている。*ALDH2* の代謝活性が損なわれている場合にはさらに 2 〜 3 倍の高濃度になる。こうして産生されたアセトアルデヒドは口腔、咽頭、食道に触れることとなり、これら器官の上皮は高濃度のアセトアルデヒドに曝露され、がんを発生すると考えられている。2009 年の報告では、喫煙も飲酒もしない GG タイプの方と比較し、AG タイプで喫煙と過度の飲酒を行う方では、食道がん

のリスクが約 70 倍になっていた [1]。そこで AG タイプあるいは AA タイプの方ではより強く禁煙・節酒が求められる。

　以上は *ALDH2* の変異の有無を基に、喫煙・飲酒という環境因子を制御して食道がんを予防する精密医療のひとつである。

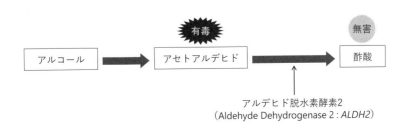

図 8-1. アルコール摂取と *ALDH2*

その他の例

　BRCA1/2 や *ALDH2* 以外にも、例えば疾患に罹ってしまってからの治療として、精密医療は実現化しつつある。ミトコンドリア DNA の 1,555 番目の塩基が A から G に変異している場合、アミノグリコシド系抗生物質を服用すると薬剤性難聴を惹起する。同変異はおよそ 500 人に 1 人の割合でみられる。

　あるいは総合感冒薬の中に含まれる抗ヒスタミン薬であるプロメタジンメチレンサリチレートを服用すると、2 日間眠気が持続するタイプの方が 100 〜 200 人に 1 人おられる。*CYP2D6* 遺伝子変異が原因である。

　肺がん治療に用いられるイレッサも精密医療の実現例である。抗悪性腫瘍薬のゲフィチニブ（商品名イレッサ錠 250）は、*EGFR* 遺伝子変異陽性の非小細胞肺がんの場合に有効で、同じ非小細胞肺がんであっても、遺伝子変異の有無によってその効き目が異なることが明らかとなった。そこで非小細胞肺がんと診断した場合、さらに *EGFR* 遺伝子変異を明らかにし、イレッサを用いるかどうかを判定していく。

網羅的な検査による精密医療の流れ

　網羅的な検査による精密医療は特に米国において進展してきており、2010年から2011年にかけて3つの流れができた。一つめは**原因不明の先天的疾患（Undiagnosed Disease）**患者さんに対する全エクソーム解析による診断で、二つめは**薬剤代謝酵素の多型検査**による精密医療、三つめは**難治性がんのドライバー変異**を同定することによる抗がん剤の選択及び開発である。ドライバー遺伝子とはがん遺伝子やがん抑制遺伝子などの、がんの発生や進展において直接的な役割を果たす遺伝子をいう。

（1）原因不明の先天的疾患（Undiagnosed Disease）患者さんに対する全エクソーム解析による診断

　ゲノム医療の最初の臨床実装といわれているのが、米国のA君の例である。A君は2歳のころから原因不明の腸疾患に罹り、腸のいたるところに潰瘍が発生していた。外科的切除手術が繰り返し行われたが、再発を繰り返していた。さまざまな可能性を追究する中でA君の全エクソーム解析が行われ、みつかってきた塩基配列変異を分析したところ、X連鎖アポトーシス阻害タンパク質遺伝子に変異のあることが判明した。アポトーシス阻害因子は、自身の免疫系が腸などの組織を攻撃する自己免疫を阻害する働きをもつ。このことから同遺伝子変異によって腸に対して自身の免疫系が攻撃しているものと推察された。そこで臍帯血移植（造血幹細胞移植）が行われ、治療効果が認められてその後普通の男の子と変わらない生活を送っている。こうした患者さんに還元することを目的とし、原因不明の疾患に対する臨床診断やがんなどの疾患に対する治療法選択を目的に網羅的なシークエンスを行うことを**クリニカルシークエンス（Clinical Sequencing）**とよんでいる。クリニカルシークエンスにおける遺伝子変異情報には相当に高い精度が求められる。

（2）薬剤代謝酵素の多型検査による精密医療

　バンダービルト大学では2010年から薬剤の代謝酵素の多型検査結果

により、臨床の現場において電子カルテ上で警告を発し、診療支援を行っている。**PREDICT プロジェクト（Pharmacogenomic Resource for Enhanced Decisions in Care and Treatment Project）** として 34 項目の薬剤代謝酵素、特に CYP 系の多型について網羅的に遺伝子変異を判定し、医師が処方をオーダーする際に警告を発している。患者さんがある遺伝子多型をもっている場合、その薬剤の投与を中止する、あるいは逆に用量を 2 倍にすべきなどの警告である。

（3）難治性がんのドライバー変異を同定することによる抗がん剤の選択・開発

　2011 年には Mayo Clinic などで難治性がんのドライバー変異の同定が始まった。がん遺伝子やがん抑制遺伝子などがんの発生と進展に直接的な役割を果たす遺伝子をドライバー遺伝子といい、その遺伝子にみられる変異をドライバー変異という。Mayo Clinic のこの事業は 2008 年から始まった国際がんゲノムコンソーシアムの 50 種類・500 人のがん患者さんに対する全ゲノム配列解析に端を発している。わが国でも肝臓がんで同様の事業が始まり順次拡大されている。

8.2 精密医療の出口

　精密医療の歴史と現状でみたように、網羅的ゲノム解析による精密医療は徐々に進展してきており、米国ではすでに数十の医療施設で精密医療が日常診療に実装されている。それでもやはり多因子疾患全体の中ではほんの一部といわざるをえず、日常の医療がゲノム情報によって大きく変わったと実感できるまでには至っていない。

　なぜ多くの疾患では精密医療の実現が難しいのであろうか。自然科学の大きな役目のひとつは予測することである。多くの観察結果から原理や法則を見極め、これを演繹的に導くことで時間的に現在よりも未来のことを見積る。つまり何が起こるであろうかを推測する。これによってリスクが予測されるような場合は、先回りして何らかの手立てを講じて

これを回避する。しかしながら予測は多くの場合難しい。

予測は難しい！

　自然科学分野で比較的「予測」がうまくいっている例としては、天気予報を挙げることができるだろう。気象予報士が天気図とにらめっこしながら天気を決める時代から、スーパーコンピュータ、AI などの情報解析技術と人の経験を融合させることで、より当たる天気予報が実現されている。

　なかなか精度の高まらない分野もある。地震の発生を予知することは困難を伴う。国内外の多くの研究者が 130 年にわたって頑張ってきたことは事実だが、その努力は十分に報われていない。

　天気予報と地震予知では予測する内容の質が異なるため、なぜ一方は比較的成功し、他方では苦戦しているのかの単純な比較はできない。しかしながら、精密医療がいずれのタイプに近いのかはよく検討しておいた方がいいだろう。もちろん天気予報のように相当程度実用的な予測が可能となり、より多くの患者さんあるいは未来の患者さんを救うことを目指さなければならない。

　疾患罹患に関する予測は中長期的予測、短期予測、超短期予測というように時間軸で分類しておいた方がよい。中長期的予測においては、遺伝因子と環境因子が主な予測因子となり、数年以内ほどの時間軸で健康状態を予測する。短期的予測ではウェアラブルセンサーやスマートシャツなどを用いて、日々のバイタルサインを集積し解析しながら、数日以内ほどの時間軸で健康状態を予測する。超短期的予測ではバイタルサインやその他の異常徴候をとらえて、数時間以内ほどの時間軸で健康状態を予測する。

精密医療の出口

　精密医療の出口、目指すものは何か、これを実現するための方法論としてのコホート研究やバイオバンクはどのような役に立つのかと聞かれ

れば、その回答は**表 8-1** のようになるだろう。

表 8-1. 精密医療には大きく分けて 3 つの方向性がある

精密医療の目指すもの

① 疾患の予測と先制医療（個別化予防）：病気になる前

リスク予測式あるいはリスク予測モデルの構築と検証

リスク予測式の例（ p は疾患に罹患する確率）：

$$\ln(p/(1-p))=a1(環境因子1)+a2(環境因子2)+\cdots+b1(遺伝因子1)+b2(遺伝因子2)+\cdots$$

リスク予測式の精度向上のために、

・左辺ではクラスター化などによってヘテロな集団を可能な限りホモな集団として捉えることが必要

・右辺の環境因子では、胎内からの環境因子を変数に含むなど必要かつ十分な変数の選択が必要

・右辺の遺伝因子では、家系情報やスパースモデリング（8.4.2 参照）などで高次元の変数を絞り込むことが必要

環境因子の制御によってリスクを減少させる先制医療を実現

② 原因不明疾患の診断と治療の最適化（個別化医療）：病気になってから

原因不明の先天的疾患（Undiagnosed Disease）の診断

薬剤代謝酵素の多型検査などによる精密医療

③ 新たな治療法の開発：病気になって治療法がない

リスク予測式あるいはリスク予測モデルから明らかとなった関連塩基配列部位などから
機能解析などを経て責任塩基配列部位を同定し、新たな治療法を開発

　表 8-1 ① の疾患の予測と先制医療は**個別化予防（Personalized Health Care）**とよばれる。**リスク予測式**あるいは**リスク予測モデル**を構築し、疾患に罹る確率を算出して、その値に基づきリスク予測モデルの環境部分を制御することで、疾患の予防を実現しようとするものである。統計学的に算出された計算式の場合にはリスク予測式とよび、機械学習などによって生成された分類器の場合にはリスク予測モデルとよぶ。リスク予測式あるいはリスク予測モデルは、多因子疾患の失われた遺伝率を取り戻すための重要なアプローチのひとつである。リスク予測式をある程度以上の精度で定式化するためにはゲノムコホートが必須で、伝統的疫学のコホート設計に関する深い造詣、ゲノム医学の遺伝子構造に関する広い知識、人工知能解析技術などの最新の解析に関する知見を融合させ、ゲノムコホートを設計しなければならない。ゲノムコホー

ト参加者のリクルートと追跡調査を実現させることにも多くの経験が必要である。コホート設計の段階で解析技術に関する知見を融合させておく必要がある理由は、最終的にどのような解析を行うかによって、コホートの設計が変わってくるからである。何かデータがたくさんあるから解析してみたら何かみつかるだろうという姿勢では、失われた遺伝率を発見することは難しい。

　リスク予測の精度をより向上させるためには、少なくとも以下の検討が必要である。**表8-1**①の方程式の左辺ではクラスター化などによってヘテロな疾患の集団を可能な限りホモな集団としてとらえる。右辺の環境因子では、胎内からの環境因子を変数に含むなど必要かつ十分な変数の選択を行う。さらに右辺の遺伝因子では、家系情報やスパースモデリング（8.4.2 参照）などで高次元の変数を的確に絞り込む。つまり前向きコホートを設計するのであれば、追跡調査においてはクラスター化を行えるほどに十分な精度の表現型と類型化のための関連する情報を取得し、環境因子として母胎内の環境を測定するため出生コホートとする。さらに家族のゲノム情報及び表現型を十分に取得するため、家族もコホート参加者とすることが求められる。

　左辺の $\ln(p/(1-p))$ の p は疾患に罹る確率でその値域は $0 \sim 1$ である。通常 $0 \sim 1$ を値域にもつ変数が目的変数の場合、関数をつくるのは相当難しい。そこで $p/(1-p)$ に変換して値域を $0 \sim \infty$ とし、さらに ln をとることで値域を $-\infty \sim +\infty$ としている。こうすることで右辺はどのような値もとることができ、関数をつくることが格段に容易になる。

　遺伝因子がほぼひとつの場合は話はわかりやすい。右辺は変異に関する変数がひとつとなり、その変数がゼロかイチかでリスクを予測できる。ここで重要な点は、ゲノム情報は相当程度絞り込まなければリスクの計算が困難になる点である。リスク予測式あるいはモデルの右辺のゲノム情報は、種々の工夫によって、必要なものを落とさないようにしながら次元を下げなければならない。

　ここで示したリスク予測モデルには少々難があることに読者はすでに

気づかれていることであろう。まずは右辺が線形を仮定しているが果たしてそれでいいのかという点である。つまり単純な一次元の項を足し合わせたものがどれほどのリスク予測精度をもつかである。次に課題となるのは、変異と変異が組み合わさった場合、単純な足し算となるのかという問題である。変異・変異相互作用、変異・環境相互作用があった場合、単純な足し算にはならない。第 3 の課題は適切なリスク予測式あるいはリスク予測モデルの構築が本人の遺伝因子のみを用いて可能かという点である。家族の遺伝因子を直接式やモデルの中に組み込むことなどが必要であるかもしれない。

　表 8-1 ②の原因不明疾患の診断は米国の A 君の例のようにクリニカルシークエンスによって行われている。治療の最適化は**個別化医療**（**Personalized Medicine**）とよばれ、病気の出現が診断され治療法を選択する段階でリスク予測を行った場合このよび方をする。個別化予防と異なり個別化医療の特徴としては、この段階における環境因子として、薬や手術などが選択肢として入ってくることである。ほとんどの薬は人類が初めて経験するものであるから、進化の過程で適応が進んでおらず、遺伝因子の違いで薬の効き目が大きな影響を受ける。このような薬物の作用が遺伝因子によってどのように異なるかを研究する学問を**ゲノム薬理学**（**Pharmacogenomics; PGx**）とよんでいる。

　表 8-1 ③の新たな治療法の開発とは、①あるいは②によってリスク予測モデルの構築及び検証を行うことによって、病気と関連する塩基配列部位が明らかとなり、それを用いて標的分子などをみつけることである。①あるいは②の時点では単に「関連」であって「原因」となるかは不明である。そこで機能解析やパスウェイ解析等を経て関連塩基配列から責任塩基配列部位を同定し、標的分子の同定によって創薬に結び付け、新たな治療法を開発する。注意しなければならないのは、環境因子を考慮しなければ、関連する塩基配列部位を同定することは難しく、したがって責任塩基配列部位の同定は困難となる点である。やはり前向きコホートデザインは必要である。

8.3 リスク予測の精度評価

リスク予測式あるいはリスク予測モデルがどれほど役に立つかは十分に検討されなければならない。**表 8-1** ①の方程式、ln(p/(1-p))=a1(環境因子 1)+a2(環境因子 2)+・・・+b1(遺伝因子 1)+b2(遺伝因子 2)+・・・において算出された値の評価を行う。

検査の精度を記述する指標として、**感度（Sensitivity）**、**特異度（Specificity）**がある。横断的な使い方をすると、感度とは病気をもった人のうちその所見がある人の割合を示す。特異度とは病気をもたない人の中でその所見がない人の割合である（**図 8-2**）。感度と特異度は検査固有の能力であって有病率の影響を受けない。

		疾病：あり	疾病：なし
検査	＋	a（真陽性）	b（偽陽性）
	－	c（偽陰性）	d（真陰性）

$$感度 = \frac{検査陽性の有病者数}{全有病者数} = a/(a+c) = 真陽性率$$

$$特異度 = \frac{検査陰性の非有病者数}{全非有病者数} = d/(b+d) = 真陰性率$$

図 8-2. 感度と特異度

単純な 2 × 2 表では検査の精度に関して a、b、c、d という 4 つの数字を扱わなくてはならなかったが、感度と特異度という概念を導入することにより、これらが 2 つにまで減少した。ただそれでも 2 つの数字が与えられてその検査の精度がすぐにわかるかというとなかなかそうはいかないだろう。感度と特異度は一方をよくすれば他方がよくなくなるというい わゆる**トレードオフ（Trade-Off）の関係**にあるため（**図 8-3**）、

感度が○○、特異度が○○といわれたところでその検査の精度を十分に
想像することは難しい。

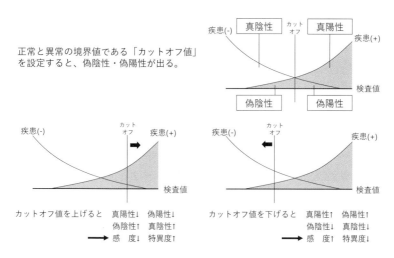

図8-3. カットオフ値とトレードオフ

　そこで何とか１つの数字で検査の精度を表せないかということで
考え出されたのが、**AUC（Area Under the Curve）** という概念で
ある。AUC を理解するためには、**ROC 曲線（Receiver Operating
Characteristic Curve）** を知らなければならない。

　ROC 曲線は受信者動作特性曲線ともいう。「受信者」は「受診者」で
はない。ROC 曲線は縦軸に感度、横軸に 1- 特異度をとり、各検査法の
特性をプロットして得られる曲線で、検査精度の比較を図の上で行うも
のである。元来は1950 ～ 60 年代にかけて、第二次世界大戦中に開発
されたレーダーの測定能力の評価に関する種々の研究や理論が、1970
年以降医療への応用に試みられるようになったものである。ROC 曲線
はカットオフ値の取り方によってトレードオフの関係にあり変化しうる

曲線のため、動作曲線と名付けられた。検査の精度評価は、曲線が左上方に位置するものが優位となる。感度を上げていっても特異度が下がらない、つまり「1」に近い状態を保つことができるからである。カットオフ値の尺度が間隔尺度でない場合には、曲線ではなく分布図となるので、分布の集団が左上方にあるものを優位とする。

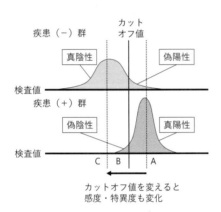
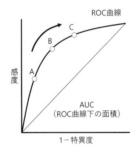

図 8-4. ROC 曲線と AUC

ROC 曲線下面積を AUC（Area Under the Curve）といい、「1」に近いほど検査の精度はよいと考えられる（**図 8-4**）。こうしてようやく検査の精度をひとつの数字で表すことができた。なお、AUC から直線 y=x の下側の面積（0.5）を除いたものは**ジニ係数**として知られている。AUC とジニ係数は同じ概念である。

AUC が 50% であればこの検査は全く役に立たないということを意味する。疾患のリスク予測において現状ではさまざまなモデルを駆使することで 65% くらいまでの AUC は獲得されることが多い。目標とするのは 70 〜 90% くらいの AUC である。このあたりまでくれば十分に実用

化可能である。理想的な AUC は 99.9% であろうが、ここに到達するのはなかなか容易ではないであろう（**図 8-5**）。

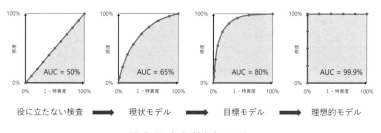

図 8-5. さまざまな AUC

8.4 リスク予測の精度向上と失われた遺伝率の克服戦略
8.4.1 遺伝因子・環境因子の検討

　リスク予測モデルの精度向上のためには、失われた遺伝率（Missing Heritability）を取り戻さなければならない。双子研究などから遺伝的因子の関与が強く示唆される疾患において、その遺伝因子を特定することができず、どこかに探しているものはあるのだろうかという意味で失われた遺伝率といわれている。その永い探求の歴史からすると、ひょっとするとこれは探せば出てくる「失われた」ではなく、そもそも「なかった（Nothing Heritability)」、あるいは「失われて今はない（Lost Heritability)」ではないかと思いたくなる。それほど特に多因子疾患においては、失われた遺伝率の問題が大きい。

　ではどうするか。いずれにしても疾患に罹るかどうかは遺伝子に刻まれたリスク因子の組み合わせと、その疾患を発症させる環境に出合うかどうかで決まることをまず前提としよう（第 3 章 3.8 参照）。そうすると解決策としては、以下のような対策が考えられる。

Column｜因果律と予測

　古典物理学においては、ある時刻の状態が完全に設定されていればその後の状態は一義的に決まるという考え方をする。例えば古典力学では質量 m の粒子の時刻 t_0 のときの位置が決まっており速度が v_0 であって、そこに力 f が特定の方向に働いていると、ニュートン方程式 f=ma に従って時刻 t_1 のときの位置と速度は決定されるという考え方である。このようにある時刻の状態を完全に把握すればその後の状態を完全に予測することができるという考え方を因果律という。

　では遺伝因子や環境因子を完全に把握すれば、その後の生体の状態を完全に予測することができるのだろうか。少なくとも 2 つの理由でそれはおそらく難しいであろう。ひとつは人体のような複雑系をある時刻とはいえ完全に把握することは難しいということである。もうひとつはそもそも遺伝子のような分子の挙動については、古典力学ではなく量子力学などの現代物理学が適用されるべきで、そこでは因果律は成り立たず、時刻 t_1 の粒子の位置はシュレーディンガー方程式に従って確率的にしか予測できないということがある。シュレーディンガー方程式は電子など微粒子の状態を検討する際に用いられる方程式で、ある状況下で微粒子がどのような状態を取りうるか、またその後どのようにその状態が変化していくかを記述するものである。微粒子は通常の概念としての粒子と異なり、時には波のように振舞うことがあることも知られており、粒子を空間内のある位置を占拠するものととらえるより、空間内に存在するある状態としてとらえることが行われる。ある時間後の粒子の状態は確率を用いてしか記述できない。

　したがって全ゲノム解析などによって遺伝因子がすべて明らかになり、環境因子も時間軸まで含めてほぼ完全に把握できても、リスク予測モデルからその後の生体の状態をほぼ完全に予測することは不可能である。そこで AUC などの指標を用いて評価するが、人体の予測では AUC はせいぜい 0.8 〜 0.9 くらいが最大のところであろうか。

遺伝因子の検討

　特に多因子疾患においては、平均するとリスクの約50%は遺伝因子にあることがわかっている。しかし遺伝子解析からは、まだ遺伝因子のすべてはみつけられていない。

　残された遺伝因子はどこに隠れているのであろうか。現在のところ少なくとも以下の6つの仮説が考えられる。

① 残りもSNPの中にある。ただ、それらは疾患のリスクを左右する力が非常に小さいため検出が難しい。

② 稀少な変異の中に疾患のリスクを大きく左右するものがある。

③ これまで調べられてきた変異よりも長大なDNA構造にあらわれるゲノムの個人差、特にDNAコードの一部が余分に繰り返されるコピー数バリエーション（CNV）が関係している。

④ 遺伝因子間の相互作用がリスクに大きな影響を与える。

⑤ 遺伝子群と環境間の相互作用がリスクに大きな影響を与える。

⑥ 数多くの候補遺伝子が提唱されているが、それぞれが本物であって、ヘテロな集団をひとつとみなして疾患概念を形成していることに問題がある。

環境因子の検討

　環境因子についてもリスク予測モデルの精度向上のためにやり残されているものがある。少なくとも以下の3点については検討が必要であろう。

① 胎内の環境が大きな影響を与える。

② 環境因子の時間軸での考慮、すなわち積分が大きな影響を与える。

③ その人の曝露を考えたとき、これまでの疫学研究ではその全体像を十分に把握できていないのかもしれない。すなわちシステム疫学といってもいいような、環境因子の測定をシステマティックに行う必要がある（第4章4.4参照）。

遺伝因子と環境因子の統合的検討

　遺伝因子と環境因子を説明変数としたリスク予測モデル構築において、

　　　① 環境因子の検討においては物理・化学・生物・社会的因子をすべて考慮する。

　　　② 可能な限り環境因子の時系列積分を行う。

が必要であろう。①は環境因子として重要と思われるものをすべて検討すべきであることを述べている。例えば各因子は以下のように分類される（第4章4.3.7参照）。

　　物理的因子：喫煙、放射線など

　　化学的因子：栄養、飲酒など

　　生物的因子：ウイルス、細菌など

　　社会的因子：経済的状況、社会的サポート体制など

　②は胎内からある年齢までに曝露されてきた環境因子の時間積分である。もしこれが不可能な場合には、DOHaD仮説に基づいて胎内の環境因子を測定し、また現在に近いところの曝露状況（**Current Exposure**）を測定することが望ましい。

　遺伝・遺伝相互作用、遺伝・環境相互作用が想定される場合には、ことは厄介である。その組み合わせは全宇宙に存在する分子の数より多くなり、現在のところこれを解決する方法はみつかっていない。

　ただ遺伝・遺伝相互作用、遺伝・環境相互作用は十分に解明できないかもしれないが、リスク予測精度を向上させるため、ゲノムコホートデザインを改良する、データの質を向上させる、新たな解析アルゴリズムを開発するなど現時点でもやれることは多くある。

8.4.2「次元の呪い」とp>>n問題

　表8-1①の方程式、ln(p/ (1-p))=a1(環境因子1)+a2(環境因子2)+・・・+b1(遺伝因子1)+b2(遺伝因子2)+・・・を今一度よくみてみよう。右辺

には膨大な数の変数が含まれる可能性があることに気づく。人を対象とした研究においては、その対象者数はせいぜい数万〜数十万である。方程式を解こうとしても変数に対してサンプル数が圧倒的に少ないという状況が発生する。このデータの次元数 (p) が標本数 (n) に比べてはるかに大きな、高次元小標本 (p>>n) データに関する課題は、「**次元の呪い**」あるいは **p>>n 問題**（ピーエヌモンダイ、と読む）といわれている。

　この p>>n 問題にいまのところ根本的な解決策はない。ビッグデータが高次元小標本であれば説明変数は膨大な数となり、その説明変数がすべて独立であって何らかの方法で減らすことができない場合には、そのビッグデータを適切に解析することは今のところできない。しかしながら、説明変数群はより少ない独立の成分が主体となっていると仮定し、ビッグデータの次元縮約を行うことが盛んに行なわれている。**スパースモデリング**といわれ、Lasso タイプの変数選択などが提唱されている。

　また、**表 8-1** ①の方程式、ln(p/ (1-p))=a1(環境因子 1)+a2(環境因子 2)+・・・+b1(遺伝因子 1)+b2(遺伝因子 2)+・・・のように、説明変数に遺伝因子が含まれている場合には、家系情報を用いて効率的に遺伝的変数を選択していくことも必要であろう。

8.4.3 多因子疾患と多病気疾患

　糖尿病や自閉スペクトラム症は多因子疾患である。そこで遺伝因子や環境因子について多数の説明変数を用い、これの次元縮減を図って疾患の説明をしようとしている。失われた遺伝率の克服に当たっては、遺伝因子や環境因子などの説明変数に対する工夫ももちろん必要であるが、さらにアウトカムである疾患そのものも今一度検討してもいいかもしれない。例えば自閉スペクトラム症はヘテロジーニアスな集団であることはよく知られているが、ではどうすればよりホモジーニアスなグループを同定できるかについての研究はそれほど多くない。疾患によっては**図8-6** のとおりひとつの疾患概念でくくっていたものが実は多くのサブグループからなり、それぞれ原因や治療効果が異なっている可能性もある。

多因子疾患は実は**多病気疾患**であるのかもしれないのである。

そこで機械学習の項で学んだとおり、クラスタリングなどの手法を用いて、その疾患の特徴を表していると思われる表現型に関する変数を使い、サブグループを見つけ出すことも必要である。ぜひ試みたいものである。

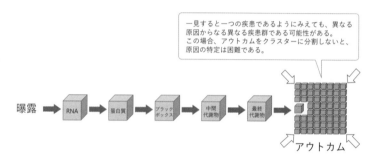

一見すると一つの疾患であるようにみえても、異なる原因からなる異なる疾患群である可能性がある。この場合、アウトカムをクラスターに分割しないと、原因の特定は困難である。

曝露 → RNA → 蛋白質 → ブラックボックス → 中間代謝物 → 最終代謝物 → アウトカム

図 8-6. 多病気疾患

8.5 精密医療の社会実装と公衆衛生への展開

分子疫学研究から成果を創出しようとする際、まずはゲノムコホートがいかに設計されているかをよく理解し、バイオバンクにはどのような試料・情報が格納されどれほどの数が揃っているかを確認する。さらに人工知能解析技術などのうちどのようなアルゴリズムが必要であるかを吟味して、コンピュータのスペックとプログラムあるいはスクリプト言語を選択することが必要である。つまりゲノムコホート、バイオバンク、人工知能解析技術を統合的に駆使し、ビッグデータから必要な知見を創出して論文として報告していく必要がある。

ただ、研究成果を社会で使えるようにしていくためには、論文化されるだけでは全く不十分である。

論文化⇒実用化⇒産業化⇒日常化

という過程を経て、社会のどこででも利活用できなければならない。

実用化は例えばリスク予測モデルであれば、現実的に使えるレベルの

精度を確保し、実際に使用できるレベルに達することである。またリスク予測モデルを活用するためのアプリケーションの開発や、遺伝情報を活用するためのインフラストラクチャの整備も必要であろう。

　産業化では実用化レベルに達した技術に関して、業として成り立つように、投資に対してリターンが十分に得られるようにしなければならない。ただし公共性の強い事業であれば、採算にのってこないものは公的な事業として展開されるという方向性もある。

　最後に最も重要なのは日常化である。どんなに有効な医療技術であっても、高価で遠くの拠点医療機関のみでしか受けられないものであれば、その恩恵に与かることのできる方はお金持ちなど一握りとなるであろう。このように日常化し、**公衆衛生への展開**がみられて初めて精密医療の出口に到達したといえる。あなたの身近な健康診断センターやクリニックなどで**図 8-7** のような電子カルテが導入され、多くの遺伝情報と環境情報を用い、多くのありふれた疾患に対してあなたの体質にあった先制医療が行われることが精密医療の社会実装のひとつである。さらに行政や職域で実施する健康増進活動や健康診断などの予防医学の分野で、リスク予測と先回りした曝露の制御を社会全体で展開し、公衆衛生の向上を実現していく。

　公衆衛生学は多くの方あるいは大多数の方には恩恵をもたらすものの、少数の方にはその恩恵は小さい学問分野であると考えるかもしれないがそうではない。既知のリスク因子が少ないにもかかわらず病気になる方や、標準的な治療に反応しない方など、集団の中では相対的に少数の方々も含めたすべての方々に恩恵をもたらす学問分野であることを目指している。公衆衛生学は今後精密医療の考え方と手法を利活用したものとなるため、**精密公衆衛生学**（**Precision Public Health**）とよんだ方がいいかもしれない。

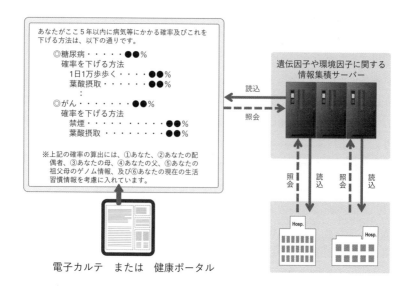

あなたがここ5年以内に病気等にかかる確率及びこれを
下げる方法は、以下の通りです。

　◎糖尿病・・・・・●●%
　　確率を下げる方法
　　　1日1万歩歩く・・・・●●%
　　　葉酸摂取・・・・・・●●%
　　　　　：
　◎がん・・・・・・・・●●%
　　確率を下げる方法
　　　禁煙・・・・・・・・・・●●%
　　　葉酸摂取・・・・・・・・●●%

※上記の確率の算出には、①あなた、②あなたの配
偶者、③あなたの母、④あなたの父、⑤あなたの
祖父母のゲノム情報、及び⑥あなたの現在の生活
習慣情報を考慮に入れています。

遺伝因子や環境因子に関する
情報集積サーバー

読込

照会

照会　読込　照会　読込

Hosp.　Hosp.

電子カルテ　または　健康ポータル

図 8-7. 近未来の精密医療

文献

1) Brooks PJ, Enoch MA, Goldman D, Li TK, Yokoyama A. The alcohol flushing response: an unrecognized risk factor for esophageal cancer from alcohol consumption. PLoS Med. 2009;6:e50. doi: 10.1371/journal. pmed.1000050.

用語の解説

7人家族（ヘプタファミリー）

子ども、父母、祖父母からなる7人組。

A longitudinal study of pregnancy and childhood based on the population of Avon（ALSPAC）

1990年に開始された英国の出生コホート。1万5千人規模の児と1万5千人規模の母、3千人規模の父から構成される。現在では児が成長して子どもを産んだ際にその児をリクルートしている。

Anaconda（アナコンダ）

Pythonに用意されているオープン・データサイエンス・プラットフォーム。これを使うと多くのアルゴリズム体系を一度に構築することができる。

AUC（Area Under the Curve）

ROC曲線下面積をいい、「1」に近いほど検査の精度はよいと考えられる。

CGH アレイ

コピー数多型の測定に用いる基盤。CGHとはComparative Genomic Hybridizationの略である。チップ上のDNAに結合した被検査DNAと対照DNAの蛍光シグナルを定量化し、被検査試料と対照試料の量比からコピー数を推定する。

China Kadoorie Biobank

2004年に開始されている中国の地域住民コホートデザインによるバイオバンク。50万人規模。

Current Exposure

現在に近いところの曝露状況。長期にわたるコホート研究ではベースライン時の曝露状況が変化している可能性があり、直近の曝露情報も重要な疾患リスク予測の説明因子となる。

DOHaD 仮説

「胎児期や生後早期の環境の影響は、出生・成長後の長期にわたって健康や特定の疾患への罹りやすさに強く影響する」という概念。DOHaDは Developmental Origins of Health and Disease の略。

EHR（Electric Health Record）

電子健康記録。電子的に記録された健康に関する記録。

eMerge

電子健康情報などを用いて、どのような情報を組み合わせることによってその疾患と診断できるかを検討する国際的な取り組み。

GWAS（Genome-Wide Association Study）

全ゲノム関連解析。ゲノム全体を対象に SNP 等をマーカーとして、患者さんと対照群の方との間で比較する研究手法のこと。GWAS はジーバスあるいはジーウォスと読む。

HuGENet（Human Genome Epidemiology Network）

米国 CDC によって運営されている組織で、人の健康に関する遺伝因子情報に関し、データの統合、解釈、発信をしている。

ISBER（International Society for Biological and Environment Repositories）

バイオバンクにおける試料の保存、品質管理等について検討している国

際団体。ISBER はイスバーと読む。

LifeGene
地域住民コホートデザインによる 50 万人規模のスウェーデンのバイオ
バンク。2010 年より開始されている。

Lifelines（旧 LifeLines）
2006 年に開始された、計画段階から三世代にわたる家系情報付大規模
前向きコホート。コホートの試料・情報からバイオバンクを形成してい
る。17 万人規模。試料・情報は国内外の研究目的のすべての研究者に
分譲可能で民間企業を含む。

MAF（Minor Allele Frequency）
アレル頻度のうち比較的低頻度のもの。5% 以下あるいは 1% 以下など
を用いることが多い。

No Share, No Budget
今後の研究予算配分の際には、研究で得られたデータを共有するのでな
ければその研究には予算配分を行わないという方針のこと。国内外でこ
の方針を採用する動きが拡大してきている。論文発表に際しても、解析
対象となったデータの共有を進める動きがある。

PhenX Toolkit（consensus measures for Phenotypes and eXposures）
標準化され、推奨される曝露及び表現型の測定方法に関するカタログを
提供しようとする、バイオサイエンス領域における国際的な取り組み。

p>>n 問題
次元数（p）が標本数（n）に比べてはるかに大きな、高次元小標本（p>>n）

データに関する課題。「次元の呪い」ともいわれ、方程式を構築しても
そのままでは解くことができず、いまのところ根本的な解決策はない。
「ピーエヌモンダイ」と読む。

PREDICT プロジェクト（Pharmacogenomic Resource for Enhanced Decisions in Care and Treatment Project）

バンダービルト大学が 2010 年から実施している薬剤代謝酵素の多型検
査結果に基づく医療プロジェクト。34 項目の薬剤代謝酵素、特に CYP
系の多型について網羅的に遺伝子変異を判定し、医師が処方をオーダー
する際に警告を発している。

Python（パイソン）

機械学習などに適したスクリプト言語のひとつ。フリーの言語で Web
から誰でも無料でインストールすることができる。

R 言語

統計解析向けのプログラミング言語で、フリーソフトウェア。GWAS
をはじめ、多くの解析で用いられている。

ROC 曲線（Receiver Operating Characteristic Curve）

縦軸に感度、横軸に 1- 特異度をとり、各検査法の特性をプロットして
得られる曲線で、検査精度の比較を図の上で行うもの。ROC 曲線はカッ
トオフ値の取り方によってトレードオフの関係にあり変化しうる曲線の
ため、動作曲線と名付けられた。検査の精度評価は、曲線が左上方に位
置するものが優位となる。

SNP アレイ

2 種類の塩基配列をチップとよばれる土台のうえに並べておき、検体と
して持ち込まれた塩基配列がそのどちらに結合するかでその検体の塩基

配列を判定するための基盤。一塩基変異の検出を同時に大規模に実施できる。

The BioVU DNA biobank（BioVU）

患者コホートデザインによるバイオバンクで、米国バンダービルト大学によって実施されている。2004 年に開始された。試料・情報の分配は、バンダービルト大学所属の研究者及びその共同研究者に限定されており、内部利用・共同研究型のバイオバンク。

The Danish National Birth Cohort（DNBC）

1995 年に開始されたデンマークの出生コホート。9 万人規模の児と 10 万人規模の母から構成される。

The Framingham Heart Study

1948 年に開始された米国フラミンガム町における地域住民コホート。5 千人規模でスタートし、その後子どもの世代、孫の世代もリクルートしている。現在では常識となっている喫煙、高血圧、高脂血症などが循環器疾患のリスクファクターであることを次々に明らかにしてきた。

The Generation R Study

2002 年に開始されたオランダの出生コホート。1 万人規模の児と 1 万人規模の母、6 千人規模の父から構成される。

The Norwegian Mother and Child Cohort Study（MoBa）

1998 年に開始されたノルウェーの出生コホート。11 万人規模の児と 10 万人規模の母、8 万人規模の父から構成される。

UK Biobank

世界を代表する地域住民コホートデザインによる 50 万人規模の英国の

バイオバンク。2006年に開始され2010年にリクルートを完了している。試料・情報は国内外の研究目的のすべての研究者に分譲可能で、民間企業を含む。内部利用及び共同研究はせず分譲のみ。

アウトカム（Outcome）
疫学では追跡の結果得られた人の健康状態を指す。疾患（Disease）や死亡（Death）、障害（Disability）、要介護状態、医療費などが含まれる。

アノテーション（Annotation）
あるゲノムワイドな解析の結果、有意あるいは有意な傾向のあるSNP等について、そのSNP等がどの遺伝子にのっているか、あるいはどの遺伝子の近傍に存在するかに関する情報を注釈として付与すること。

アライメント
次世代シークエンサーにおいては、比較的短いDNA断片について同じ箇所を何回も解読する。これらの短い配列を膨大な計算によって参照配列に貼り付かせ、その重なりから調べたい検体の塩基配列を推定する。この貼り付け作業をいう。

アレイ解析
チップとよばれる基盤上に塩基配列断片を配列し、調べたいDNA断片と結合するかどうかを調べることで、SNPの変異を同定する手法。

アレル
父親由来と母親由来の2本の相同染色体の同じ部位に存在する2つの遺伝子。対立遺伝子。

アレル頻度
ある集団内のひとつの遺伝子座におけるアレルの頻度。A1とA2の2

つのアレルがあった場合、A1 と A2 の頻度をいう。遺伝子頻度。

一塩基多型（Single Nucleotide Polymorphism; SNP）
一塩基変異のうち人集団の中でその変異をもつ人の割合が 1% を超える
場合の多型のこと。

一塩基変異（Single Nucleotide Variation; SNV）
染色体の同じ位置の一塩基が人によって異なること。またその異なって
いる変異。頻度は問わない。

遺伝子
DNA 上の塩基がかたまりとなってある情報をひとつの単位として保有
している際、そのかたまりを遺伝子という。

遺伝子型
A1 と A2 の 2 つのアレルをもっていた場合などに想定される、A1A1、
A1A2、A2A2 の 3 つの型。ジェノタイプ。

遺伝子型頻度
遺伝子プール内のひとつの遺伝子座における遺伝子型頻度。ジェノタイ
プ頻度。

遺伝子座（Locus、Loci）
遺伝子が存在する部位。

遺伝子頻度
ある集団内のひとつの遺伝子座における遺伝子の頻度。A1 と A2 の 2
つの対立遺伝子があった場合、A1 と A2 の頻度をいう。アレル頻度。

遺伝率（Heritability）
ある疾患の出現が遺伝因子と環境因子の総和で説明できるとしたときの、遺伝因子の寄与している割合のこと。

因果関係
ある因子Aがある因子Bの原因となっている場合、因果関係があるという。因子Aが存在した場合、因子Bが起こる確率は100%でなくともよい。ただし、因果関係とよべるためには、因子Aを除去した場合、因子Bが相当程度の確率で減少することが必要である。因子Aと因子Bとの間に関連はあるが因果関係はない場合、因子Aを人為的に増減させても因子Bの増減に影響を与えない。

因果の逆転（Reverse Causation）
アウトカムの出現によって曝露が影響を受け、曝露の影響が誤ってとらえられ、原因と結果の関係が逆転すること。例えば食塩摂取量の測定と血圧測定を同時に行った場合、血圧高値の方では減塩を実施しており、あたかも食塩摂取量が少ないほど血圧が高いとみえてしまうことなどが例である。

インピュテーション
アレイ解析などで得られたSNPなどの変異情報から、これと集団で次世代に伝達されることの多い塩基配列を補い、ゲノムの塩基配列を推定すること。

失われた遺伝率（Missing Heritability）
ある疾患について双子研究などで遺伝性の高いことが明らかとなっているが、その説明因子としての遺伝因子がみつかってこないこと。遺伝率とはある疾患の出現が遺伝因子と環境因子の総和で説明できるとしたときの、遺伝因子の寄与している割合。

後ろ向きコホート研究

すでに曝露の測定とアウトカムの測定が行われており、その曝露とアウトカムともに測定できている方々を対象としてコホートを設定する研究デザイン。

疫学（Epidemiology）

人間の集団あるいは個人を対象として、疾患とその規定因子との関連を明らかにする科学。分子疫学に対して伝統的疫学（Traditional Epidemiology）とよぶこともある。

エピジェネティクス

塩基配列の変化を伴わずに RNA 発現状態が変化する現象を研究する学問分野。「エピ（Epi）」とは「後天的な」という意味で、「ジェネティクス（Genetics）」が遺伝学であるから、エピジェネティクスは「遺伝の後の現象に関する学問」という意味になる。妊娠中に妊婦が曝露する環境因子などは、胎児の DNA にエピジェネティックな変化を起こすとされる。

エンドフェノタイプ（Endophenotype）

遺伝子と疾患の「中間」に存在する表現型。例えば認知症であれば、MRI 画像。中間表現型ともいう。

横断研究

曝露とアウトカムの測定が同時期である研究デザイン。

オミックス（Omics）

生物の体の中にある分子全体を網羅的に調べる学問。オミックスでは種々の分子情報の差異と共通性に基づいて全体をとらえ、生体を理解しようとしている。オミックスの中にはゲノム（Genome）、トランスク

リプトーム（Transcriptome）、プロテオーム（Proteome）、メタボローム（Metabolome）などが含まれる。

思い出しバイアス（Recall Bias）

曝露の測定に当たって、曝露を思い出してもらう際に入り込んでくるバイアス。コーヒーと胃がんとの関連に関する症例対照研究などで、患者さんがコーヒー摂取が原因と思い込み、自分のがんの原因を何かに求めたい心理等が働いて、より多く過去のコーヒー摂取量を回答するなどが例である。

ガーベージイン・ガーベージアウト

データ解析装置にガーベージ（ごみ）を入れても、出てくるのはやはりガーベージであるという意味。Rose らの論文では、質がよく有用なデータを取得することがすべてであると述べられており、解析の結果出てくるものの上限はデータの質と同程度であると考えられるとしている。

回帰（Regression）

機械学習における教師あり学習において予測を行うことのうち、未来に起こることを連続量として出力すること。

外的妥当性

その標本集団で得られた結果が母集団に当てはまるかどうか、あるいはある母集団で得られた結果が異なる母集団に当てはまるかどうかに関する検討結果をいう。

過学習

機械学習において与えられた学習データに適応しすぎて未知のデータへの当てはまりがわるくなる状態。

学習データ（Training Data）
機械学習において機械が学習するためのデータ。

カルテット（Quartet）
父、母、2人の子どもからなる4人組。クアッド、クアドロ、クアドロプルともいう。

患者コホート
ある疾患に罹患し、病院などを受診した方々を対象にして形成されるコホート。

関連
因子Aの増減と因子bの増減に何らかの関係性がみられる場合、関連があるという。関連があるからといって、因果関係があるとは限らない。

機械学習（Machine Learning）
人間が経験的に行っている学習するという能力と同様の機能、特にデータを学習してそこに潜む特徴を見つけ出すような機能をコンピュータで実現しようとする技術のこと。機械学習は人工知能の一部である。

強化学習（Reinforcement Learning）
教師あり学習と教師なし学習の中間的な手法。自転車の操縦をするロボットを考えた場合、操縦をさせる際倒れた場合のみペナルティを与える場合は強化学習の例である。転倒によるペナルティを教師とみなすと、この場合教師が時々存在することとなり、教師時々あり学習ということができる。

教師あり学習（Supervised Learning）
入力データに正解（ラベル）が付いている機械学習。

教師なし学習 (Unsupervised Learning)
入力データに正解（ラベル）が付いていない機械学習。

偶然誤差 (Random Error)
測定値の確率変動による誤差をいう。偶然誤差は特定の傾向、方向性を
もたない。

組換え
減数分裂過程における染色体の複製後、相同染色体同士相同な部分で染
色体の一部分の交換が起こる。こうした染色体の入れ替えにおいて、遺
伝子として染色体が入れ替わること。

クラスタリング (Clustering)
データ群のもつ潜在的な構造をとらえ、そのデータ群を類似した集団に
分割すること。曝露、中間指標、アウトカムのいずれにおいても有効な
解析手法で、例えば microRNA などではクラスタリングによる解析が
実用化されている。

繰り返し配列
ゲノム上の遺伝子以外の領域で、ある配列の単位が繰り返される場合を
いい、散在反復配列、縦列反復配列、その他からなる。ゲノムの半分以
上は繰り返し配列である。

クリニカルシークエンス (Clinical Sequencing)
患者さんに還元することを目的とし、原因不明の疾患に対する臨床診断
やがんなどの疾患に対する治療法選択を目的に網羅的なシークエンスを
行うこと。クリニカルシークエンスにおける遺伝子変異情報には相当に
高い精度が求められる。

クリンバー（ClinVar）

ヒトゲノムの塩基配列多型などとこれと関連する疾患についての情報を収集しているデータベース。ClinVar はクリンバーと読む。米国国立生物工学情報センター（National Center for Biotechnology Information; NCBI）がデータ公開を行っている。

ケース・コホート研究デザイン（Case-Cohort Study Design）

前向きコホート研究デザインのうち、あらかじめコントロールとなる集団を設定しておき、その後アウトカムを有することとなった集団をケースとして、ケース・コントロール研究を行う研究デザインである。曝露に関する情報はアウトカムより前に得られており、かつゲノム情報のように曝露の測定に多額の費用がかかる場合などに用いられる。

ケース・ファインディング（Case Finding）

調査参加者の疾患罹患可能性を何らかの方法でとらえること。

形式ニューロン

コンピュータ上で神経細胞をシミュレートする際に使用されるニューロンに模した機械的な単位。

系統誤差（Systematic Error）

真の値より大きいまたは小さいといった特定の傾向をもつ誤差。バイアスともいう。

ゲノミクス

遺伝情報を担う塩基配列のすべてのセットであるゲノムを研究する学問。

ゲノム（Genome）

遺伝情報を担う塩基配列のすべてのセットのこと。したがって全ゲノム

といういい方は「すべて」という意味を二重に表している。

ゲノムコホート
コホートとは追跡調査される人々の集団という意味で、ゲノムコホートはゲノム情報を有するコホートである。

ゲノム薬理学 (Pharmacogenomics; PGx)
薬物の作用が遺伝因子によってどのように異なるかを研究する学問。ほとんどの薬は人類が初めて経験するものであるから、進化の過程で適応が進んでおらず、遺伝因子の違いで薬の効き目が大きな影響を受ける。

減数分裂
配偶子をつくる際の細胞分裂。配偶子がつくられる際には染色体を46本もつ生殖細胞系列の細胞が染色体の複製を行い、その後染色体複製を行わない分裂を2回繰り返して、染色体が23本の配偶子ができる。配偶子は体細胞と比較して染色体の数が半分になる。

公衆衛生への展開
精密医療の出口。分子疫学の研究成果を社会で使えるようにしていくためには、論文化されるだけでは全く不十分である。論文化⇒実用化⇒産業化⇒日常化の過程を経て、身近な健康診断センターやクリニックなどで、多くの遺伝情報と多くの環境情報を用い、多くのありふれた疾患に対して体質にあった医療が行われること。

候補遺伝子アプローチ
ひとつあるいは比較的少数の遺伝子の塩基配列変異によってある疾患が起こることを想定し、特定の遺伝子の中の変異と疾患との関連を検討する研究手法。この手法のみでは現在ほとんど目立った成果を新たに得ることはできず、ゲノムワイドに研究することが必要であるとされている。

交絡（Confound）

曝露の効果が他の変数の効果によってかく乱されるために生じるバイアスのことである。コーヒーを多く摂取している方の間に肺がんの発生が多くみられた場合の喫煙などが交絡の例である。

国際標準機構（ISO）

医学研究などに用いる試料の品質管理と取り扱いの標準化に関する検討を進め、これを実現しようとしている国際団体。用語の定義、バイオバンクとバイオリソース、分析方法、バイオプロセッシングなどの分野について、国際標準を定める検討を行っている。

個人情報の保護に関する法律（個人情報保護法）

平成 15 年 5 月 23 日に成立し、2 年後の平成 17 年 4 月 1 日に全面施行された個人情報の取り扱いに関する規定等を盛り込んだ法律。

コピー数多型（Copy Number Variation; CNV）

およそ 1kbp 以上の長い塩基配列のコピー数が個人間で異なること。

個別化医療（Personalized Medicine）

その方の体質特に遺伝情報に基づき、薬剤などの治療方法を選択し治療を最適化する医療。精密医療（Precision Medicine）ともよばれる。

個別化予防（Personalized Health Care）

その方の体質特に遺伝情報に基づき、生活習慣などの可逆な因子を制御して、疾患の予防を実現しようとする医療。精密医療（Precision Medicine）ともよばれる。

コホート

もともとは古代ローマにおける歩兵隊の単位。200 人〜 300 人ほどの歩

兵隊が出兵した際、何人がけがをし、何人が死亡し、何人が生きて帰還したかを記録していた。疫学ではコホートは一定期間にわたって追跡される人々という意味で使われる。

コホート内症例対照研究（Nested Case-Control Study）

コホート内症例対照研究は、前向きコホート研究デザインの亜型であり、一定期間追跡した後、ケース群及びコントロール群をランダムに抽出する。全対象者の曝露データがない場合でも、妥当性の担保された解析が可能である。

サイレント変異

一塩基変異のうち、転写され形成されてくるアミノ酸が不変のもの。

サンガー法

DNA を複製する酵素である DNA ポリメラーゼを用いて断片化した DNA を合成しながら一つひとつ DNA 配列を決めていく方法。精度の高い解読法とされている。

参照配列（Reference Sequence）

ヒトゲノムの塩基配列がおよそどのような順番と構造になっているのかを示すもの。国際的には「国際ヒトゲノム参照配列」がある。

三世代コホート

家族を単位として対象者をリクルートするコホート。オランダの Lifelines コホートが有名で、家系情報を用いて多くの成果を挙げている。わが国にも三世代コホートが存在する。

ジェノタイプ

A1 と A2 の 2 つのアレルをもっていた場合などに想定される、A1A1、

A1A2、A2A2 の 3 つの型。遺伝子型。

ジェノタイプ頻度
遺伝子プール内のひとつの遺伝子座におけるジェノタイプの頻度。遺伝子型頻度。

識別（Classification）
機械学習における教師あり学習において予測を行うことのうち、その特定のデータがいずれのグループに属しているかを離散的な数値として出力すること。

次元の呪い
次元数（p）が標本数（n）に比べてはるかに大きな、高次元小標本（p>>n）データに関する課題。p>>n 問題ともいわれ、方程式を構築してもそのままでは解くことができず、いまのところ根本的な解決策はない。

システム疫学
ある人が物理的、化学的、生物的、社会的にどのような曝露を経験してきているのかを体系的に測定する疫学研究。ある人の曝露状態を網羅的にとらえる。

事前学習（Pretraining）
深層学習における学習手順のうち、入力層に近い層で行われる教師なし学習をいう。ここで特徴量を抽出する。

疾患登録
ケース・ファインディングによって見つけ出された登録候補に対して、医療機関の診療情報を確認することなどを行い、個別に登録対象か否かの判断を行うこと。

ジニ係数

AUC から直線 y=x の下側の面積（0.5）を除いたもの。AUC とジニ係数は同じ概念。

集団構造化（Population Stratification）

研究対象となっている方々の中で、民族の違いや地域差による異なる遺伝的背景を持つ方々が混在している状態。GWAS 解析などにおいて、多くの偽陽性がみられる原因となる。

主成分分析（Principle Component Analysis; PCA）

複数次元あるデータをまとめて扱いやすくするため、2 次元や 3 次元などに次元を縮減する手法。軸に沿わない変数の情報が失われてしまうという問題がある。

出生コホート

母胎内にいる胎児を対象として形成されるコホート。母胎内にいるときの環境因子を十分に考慮するために設計されてきた。

出生三世代コホート

出生コホートと三世代コホートの両者を合体させた形態をもつコホート。母胎内からの環境因子を把握でき、かつ家系情報によって遺伝因子を探求していこうとする。

症例対照研究

疾患を有する方と疾患を有しない方を対象に、アウトカム以前の過去の曝露を測定して比較する研究デザイン。

情報バイアス

曝露あるいはアウトカムの測定の際に入り込む系統誤差。測定バイアス

ともいう。

人工知能（Artificial Intelligence; AI）

現在のところ専門家の間でも定義は定まっていない。人工知能をしいて定義するなら、「（人間並みの）知的な処理をコンピュータ上に実現している状態」かもしれない。

深層学習（Deep Learning）

深い階層をもったニューラルネットワークにより、データから複雑で非線形な関数を近似する機械学習手法。深層学習は機械学習のうち教師なし学習と教師あり学習を組み合わせたもののひとつである。

スパースモデリング

高次元小標本のビッグデータに対して説明変数群はより少ない独立の成分が主体となっていると仮定し、ビッグデータの次元縮約を行うこと。Lassoタイプの変数選択などが提唱されている。よりスパースな（「疎」あるいは「スカスカ」な）変数によってモデルを構築しようとしている。

スプライシング

mRNAを構築する際に遺伝子の塩基配列からイントロンが除去されること。

精密医療（Precision Medicine）

個人やその方の体質に近い方たちのそれに合わせて、疾患の予防・治療を行う医療。個別化予防（Personalized Health Care）、個別化医療（Personalized Medicine）ともよばれる。

精密公衆衛生学（Precision Public Health）

既知のリスク因子が少ないにもかかわらず病気になる方や、標準的な治

療に反応しない方など集団の中では相対的に少数の方々も含めたすべての方々に恩恵をもたらすことを目指す学問分野。従来の公衆衛生学は今後精密医療の考え方と手法を利活用したものとなり、精密公衆衛生学とよばれることになるかもしれない。

全エクソーム解析（Whole Exome Sequence; WES）

遺伝子のうちエキソン部分についてそのすべての塩基配列を読み、疾患と関連する変異等を探索する研究手法。

線形

次の 2 つの性質が成り立つ関係をいう。

1. $f(x+y)=f(x)+f(y)$
2. $f(kx)=kf(x)$　k は実数

全ゲノム解析（Whole Genome Sequence; WGS）

ゲノム全体についてそのすべての塩基配列を読み、疾患と関連する変異等を探索する研究手法。

先制医療

疾患に罹患する前に制御することのできる環境因子などを変え、先制的に疾患の罹患を抑え込もうとする医療。

選択バイアス

研究対象となる方々を選ぶ際に入り込む系統誤差。

セントラルドグマ

DNA の自己複製と、DNA から RNA を経てアミノ酸、タンパク質が構成されるという情報の流れ。すべての生物に共通である。

挿入 / 欠失（In/Del）

塩基配列の挿入（Insertion）/ 欠失（Deletion）をいう。In/Del とも表記され、インデルと読む。

対立遺伝子

父親由来と母親由来の2本の相同染色体の同じ部位に存在する2つの遺伝子。アレル。

多因子疾患

複数の遺伝因子と複数の環境因子の組み合わせがある閾値を超えたときに発生すると考えられる疾患。がん、循環器疾患、糖尿病、うつ病、自閉スペクトラム症などが含まれる。残念ながら多因子疾患のほとんどで大きな原因となる遺伝因子は解明されていない。疾患そのものの頻度は高い。

代諾同意

同意能力が欠如していると考えられる方について、その方の意見と利益を代弁できる方が研究参加等に同意すること。同意能力の欠如事例としては、胚、胎児、新生児、小児、精神障害、意識障害などがある。代諾同意を取得する際には、倫理指針にある「その人からの試料・情報の提供を受けなければ研究が成り立たない」かどうか、研究計画立案の際に徹底的に検討すべきである。

タスキギー事件

1932 年から 40 年間にわたって行われた医学研究で、梅毒の自然経過を明らかにすることを目的としていた。アラバマ州タスキギーに居住する比較的貧困層の多いアフリカ系アメリカ人を対象に、1932 年当時には梅毒の治療法はなかったにもかかわらず、特定の症状をもつ疾患に対して無料で治療を提供する事業のような説明に基づき研究参加者を募っ

た。1947年ころにペニシリンが梅毒に有効であることが明らかにされたのちも、その治療を施すことなく、さらに自然経過を観察し続けた。1972年に一部メディアの報道によってこの事実が明るみにだされ、大きな問題となった。この一連の出来事をタスキギー事件と称している。

タスク（Task）
未知のデータの入力から求められている出力を出すようにかせられた課題のこと。

多病気疾患
ある疾患が多くの異なる病気から構成されているという概念の造語。疾患によってはひとつの疾患概念でくくられていたものが実は多くのサブグループからなり、それぞれ原因や治療効果が異なっている可能性がある。

単一遺伝子疾患
ひとつの遺伝子情報の違いによって起こってくる疾患。フェニルケトン尿症など多くの種類が存在し、比較的多くの疾患で責任遺伝子が解明されている。疾患そのものの頻度は比較的低い。

地域住民コホート
前向きコホートデザインを採用し、ある地域に居住する住民を対象として形成されるコホート。病歴は問わないことが多い。

中間表現型
遺伝子と疾患の「中間」に存在する表現型。例えば認知症であれば、MRI画像。エンドフェノタイプともいう。

データ公開
比較的機微性の低い情報等について、だれでもアクセスできるようにす

ること。

データシェアリング
比較的機微性の高い情報等について研究者間でデータを共有あるいは交換すること。

テストデータ
機械学習において学習の結果得られた分類器（アルゴリズム）などの評価に使用するデータのこと。

電子健康記録（Electric Health Record; EHR）
電子的に記録された健康に関する記録。昨今の診療録は電子カルテとして日々データを蓄積している。電子健康記録には、処方、検体検査、画像検査、各種記載（所見や看護記録，退院時要約）などが時間情報とともに記録されている。

同義置換
DNA のある塩基が別の種類の塩基に置換される変異が起こった際、その置換が異なるアミノ酸の生成に結び付かない置換。

統計学（Statistics）
既に存在するデータから主に数学の手法を用いて、そのデータ集団の特徴や規則性などを見出す学問。主な役割は得られたデータを要約する、あるいはデータを説明すること。

東北メディカル・メガバンク計画（Tohoku Medical Megabank Project; TMM）
TMM のバイオバンクは、合計 15 万人規模の 2 つの前向きコホート参加者の試料・情報に基づいて 2012 年より構築されている。2 つのコホー

トのうち、ひとつは 20 歳以上の成人を対象に病歴を問わないことを適格基準とする 8 万人規模のコホートで、「地域住民コホート」とよばれている。もうひとつは妊婦を起点としてリクルートし、その家族までリクルートする 7 万人規模の「三世代コホート」とよばれるもので、研究デザインは出生三世代コホートである。

特徴量
機械学習において学習データにどのような特徴があるかを数値化したもの。

突然変異（*de Novo*）
親から継承されたものではなく、配偶子形成の際に DNA 上の塩基配列に生じる物理的変化のこと。

トランスクリプトミクス
RNA の発現量などを網羅的に解析し、生体内の分子の状態を把握しようとする学問領域。

トランスクリプトーム
RNA の発現量などを網羅的に解析し、生体内の分子の状態を把握しようとする研究手法。

トリオ（Trio）
父、母、子ども 1 人からなる 3 人組。

トレードオフ（Trade-Off）の関係
感度と特異度は一方をよくすれば他方がよくなくなる。このような関係をいう。

ナショナルセンター・バイオバンクネットワーク（National Center Biobank Network; NCBN）

2011年に発足した患者さんをリクルート対象とするバイオバンクのネットワークである。わが国の6つの国立高度専門医療研究センター（National Center; NC）が協働し、連携してバイオバンク事業を進めている。

ナショナルバイオサイエンスデータベースセンター（National Bioscience Database Center; NBDC）

人を含む生物全般にわたり散在しているデータベースを統合する団体。データベースの中にはゲノム情報、メタボロームなどに関係する代謝物情報、生活習慣情報、環境因子情報、臨床情報、MRIなどの画像情報が含まれる。研究資源の宝庫といってよく、積極的に活用したいものである。

ナンセンス変異

一塩基変異のうち、その変異によってある部位で翻訳が止まってしまうStopコドンに変わる変異。

ニューラルネットワーク

人の脳ではニューロン（神経細胞）がさまざまに結合し、情報を伝達したり処理したりすることで、モノを判別したり記憶したりしていると考えられている。ニューラルネットワークとはこのニューロンのしくみをコンピュータで再現することに挑戦したもの。

ニュルンベルク綱領（Nuremberg Code）

1947年にニュルンベルクにて行われた裁判で提示された医学研究を行うに当たって遵守すべき基本原則。10項目からなる。ナチスが行った人体実験に対する反省から生まれた。

ハーディー・ワインベルグの法則（Hardy-Weinberg law）

「集団におけるアレル頻度は、ある一定の条件のもとでは、世代を超えても一定に保たれる。」ということを主張する法則。標本集団の遺伝的背景が偏ったものではないことを検討する際に用いられる。ハーディー・ワインベルグの法則で求めているある一定の条件は、現実的にはほぼあり得ないものが多い。それでもなお、ハーディー・ワインベルグ平衡に適合しているかどうかの検定は、集団の中に異なる遺伝的背景をもったグループが存在しないかの確認に用いられている。

バイアス（Bias）

真の値より大きいまたは小さいといった特定の傾向をもつ誤差のことで、系統誤差（Systematic Error）ともいう。

バイオインフォマティクス（Bioinformatics）

生命科学と情報科学が融合した学問分野のひとつで、DNA や RNA、タンパク質など生命現象に関する多くの情報を対象に、主にコンピュータを使い、統計学や情報科学の手法を用いて生命現象を数理的に解き明かしていく学問。

バイオバンク

人体に由来する試料及びそれに関する情報を、医学・科学研究に用いるために、体系的に収集・保管・分配するシステム。これからの精密医療研究にとって不可欠のインフラであり、世界中で競うようにその整備・推進を図っている。「分配」には、「分譲」、「共同研究」、「内部利用」の3つの形態がある。

バイオバンク・ジャパン（Biobank Japan; BBJ）

2003 年に開始された患者さんをリクルート対象とするバイオバンク。疾患と関連する遺伝因子の解明及び薬剤の効果が体質によってどのよう

に異なるのかを明らかにすることを主な目的としている。

バイオバンク法
アイスランド、スウェーデン、ノルウェーなどで制定されているバイオバンクに関する法律。

配列アセンブリング
断片化された塩基配列を参照配列に貼り付けていくことでシークエンスデータを推定すること。

曝露 (Exposure)
アウトカムとして着目している状態より時間的に前に存在し、その方の健康に影響を与えるある状態である。アウトカムが得られた後、これが曝露になることもある。

パターンマイニング (Pattern Mining)
機械学習の教師なし学習において、入力となるデータ集合の一部を2種類以上取り出し、これらの関係性を出力すること。

ハプロタイプ
相同染色体のどちらか一方の染色体に存在するアレルの組み合わせ。

反復配列多型
およそ1kbp未満の短い塩基配列の反復。1〜5個の塩基の配列を繰り返すマイクロサテライト、数〜数十個の塩基の配列を繰り返すミニサテライトなどが含まれる。

非線形モデル
線形モデルは方程式の右辺が変数の一次式の和として記述されるモデル

である。これに対して非線形モデルは、このような形式の式に従わない
モデルのことをいう。

ビッグデータ
例数が多いあるいは変数が多いデータのセットをいう。例数が多いとは
人であれば人数の多いデータセットであり、変数が多いとはある人の
データについて、遺伝情報や生活習慣情報などの多くの変数が付いてい
る場合である。ビッグデータの中から多くの科学的知見が得られるかも
しれないと期待されているが、データに大きなバイアスが含まれていた
り、データそのものが大きく劣化している、つまりデータ取得の対象と
なった実態とかけ離れているデータの場合、ただ単に「ビッグ」なだけ
で何か新しい知見が得られるわけではない。

ビッグファミリー
子ども、父母、祖父母にとどまらず、四世代や叔父・叔母等を含む、大
規模な家系からなる組。分子疫学では 8 人以上でコホートに参加した家
族を指す場合が多い。

非同義置換
DNA のある塩基が別の種類の塩基に置換される変異が起こった際、そ
の置換が異なるアミノ酸の生成に結び付く置換。

広島・長崎原爆被ばく者コホート
広島と長崎に投下された原子爆弾の惨禍の後、93,000 人の被ばく者と
27,000 人の対照者を対象として、1950 年から原爆放射線の健康影響を
調べるために実施されているコホート研究。

フェノタイピング（Phenotyping）
疾患と関連する多くの変数を用いてアルゴリズムを作成し、疾患である

かどうかをより客観的かつ系統的にとらえること。

フレームシフト変異

DNA 変異のうち、mRNA の読み取り枠を変えるような変異。塩基配列の挿入 / 欠失（In/Del）などがその例として挙げられ、それ以降のアミノ酸配列がすべて異なってしまうため影響は大きい。

プロテオーム

すべてのタンパク質を対象として構造解析や立体構造決定を行う研究手法。

プロテオミクス

すべてのタンパク質を対象としてその構造解析や立体構造決定を行う学問領域。

分子疫学（Molecular Epidemiology）

疫学を基礎としそこにゲノム医学や人工知能解析技術などが融合した新たな学際的領域。疫学手法を用いながら、ゲノム情報やオミックス情報を人工知能解析技術などを駆使して、遺伝・環境相互作用の解明を目指している。

分子疫学コホート

前向きコホート研究デザインを採用し、かつ曝露にゲノム情報及びオミックス情報を取り入れた研究のこと。ゲノム情報に加えあらゆる分子を曝露あるいはアウトカムとしてとらえている。

分類器

機械学習において学習データによって学習させた結果生成されたアルゴリズムのこと。

米国医療保険の移管と責任に関する法律（United States Health Insurance Portability and Accountability Act of 1996; HIPAA）

患者さんの健康に関するデータの取り扱い方法や個人を特定する情報の機密保持方法などに関して定めている米国の法律。HIPAA はヒッパと読む。

ヘテロ接合

異なるアレルをもつ相同染色体の状態。

ヘプタファミリー

子ども、父母、祖父母からなる 7 人組。7 人家族ともいう。

ヘルシンキ宣言（Declaration of Helsinki）

医学研究における最も代表的な倫理的原則。1964 年にフィンランドの首都ヘルシンキにおいて開かれた世界医師会で採択された。その正式名称は、「ヒトを対象とする医学研究の倫理的原則」である。数年ごとに何度も修正がなされ、各時代の社会通念やその時代の最新の医学の現状などを考慮に入れながら更新されている。ヘルシンキ宣言は、総合的に解釈されることを意図したものであり、各項目は他のすべての関連項目を考慮に入れずに適応されるべきではないとされている。人間を対象とした研究を実施しようとする者は、必ずヘルシンキ宣言の全文を繰り返し読み、これを遵守する必要がある。

ベルモント・レポート

タスキギー事件に端を発して制定された基本的倫理原則。(1) RESPECT FOR PERSONS 人格の尊重、(2) BENEFICIENCE 最善の利益、(3) JUSTICE 正義・公正の 3 つを採用している。

ホモ接合
同一アレルをもつ相同染色体の状態。

マイクロバイオーム
ある特定の環境に生息する微生物の集まりを全体としてとらえ、その特徴を網羅的に調べるメタゲノム解析のうち、人の身体に存在する細菌叢を扱う場合の研究手法。

前向きコホート研究
ある時点で人々の集団を特定し、その時点の曝露を評価して、その人々の集団を追跡してアウトカムを評価していく研究デザイン。

マンハッタンプロット（Manhattan Plot）
全ゲノム関連解析（GWAS）において、すべての検定結果を視覚的にみやすくするために描かれる図のこと。横軸に染色体上の位置をとり、縦軸に p 値の log 対数をとってマイナスをかけたものをとる。こうすることで、p 値が有意な SNP の存在の有無とおよその位置がわかる。

ミスセンス変異
一塩基変異のうち、転写され形成されてくるアミノ酸が異なるもの。

メタゲノム解析
ある特定の環境に生息する微生物の集まりを全体としてとらえ、その特徴を網羅的に調べる研究手法。

メタジェノミクス
ある特定の環境に生息する微生物の集まりを全体としてとらえ、その特徴を網羅的に調べる学問領域。

メタボローム

細胞内外の全代謝物質の網羅的解析を行う研究手法。

メタボロミクス

細胞内外の全代謝物質の網羅的解析を行う学問領域。

モデル

機械学習においてタスク達成のために決められたデータ加工の流れ。

要配慮個人情報

思想や信条、社会的身分、病歴や犯罪歴など、その情報が他人に知れることで、不当な差別や偏見を生じる恐れのある情報。要配慮個人情報の取得に当たっては、原則として本人の同意が必要であるとされる。

ライフコース疫学

妊娠期から小児期、思春期、青年期、壮年期、高齢期にわたる健康が種々のリスク因子の積分によってどのように影響を受けていくかを検討する学問。ライフコース疫学では種々のリスク因子の世代間継承にも着目する。

ライフログ

人の健康状態や生活様態などの状況を時系列でデジタルデータとして記録すること。例えばスマートフォンによる1日当たりの歩数記録などがある。

ラベル

機械学習において入力データに正解が付いている場合、この正解をラベルという。機械学習をラベルの有無で分類すると、入力データにラベルが付いている場合の教師あり学習、正解が付いていない場合の教師なし学習に分けられる。

ランダム化比較試験（Randomized Controlled Trial; RCT）

介入研究である。対象者を2群またはそれ以上にランダムに分け、介入群には効果を検証したい因子に曝露してもらい、対照群には介入を行わず、両者でアウトカムの比較を行う研究デザイン。

リスク予測式

遺伝因子と環境因子から疾患に罹る確率を算出する式。例えば次のような形をしている。

ln(p/ (1-p))=a1(環境因子 1)+a2(環境因子 2)+・・・+b1(遺伝因子 1)+b2(遺伝因子 2)+・・・

リスク予測式は多因子疾患の失われた遺伝率を取り戻すための重要な概念である。機械学習によって生成された分類器の場合は、リスク予測モデルとよぶ。

リスク予測モデル

遺伝因子と環境因子から疾患に罹る確率を算出するモデル。機械学習によって生成された分類器。

連鎖

同一染色体上にある2つの遺伝子は、その距離が近いほど組換えがおこりにくく、距離が遠いほど組換えはおこりやすくなる。このため2つの遺伝子の距離が近いほど集団行動をとることを連鎖という。

連鎖不平衡（Linkage Disequilibrium; LD）

2つの遺伝子が独立ではなく連鎖している状態。

※この索引は以下の方針で作成されています。
1. 「本文」または「用語の解説」にある語句を索引作成の対象としました。
2. 「はじめに」、「文献」、「図表」、「プログラム」の中にある語句は索引作成の対象とはしていません。
3. 同一の語句で索引作成に該当するページが複数ある場合、最も重要と思われるものを太字で示しました。

索引

著者略歴

栗山　進一

1962 年大阪府生まれ

東北大学理学部物理学科、大阪市立大学医学部医学科卒。大阪市立大学
医学部附属病院第 3 内科医師、民間企業医師、東北大学大学院医学系
研究科公衆衛生学分野助手、同講師、同助教授、同准教授、東北大学大
学院医学系研究科環境遺伝医学総合研究センター分子疫学分野教授を経
て、2012 年から東北大学災害科学国際研究所災害公衆衛生学分野教授。
東北大学東北メディカル・メガバンク機構分子疫学分野教授を兼務。専
門は分子疫学、ライフコース疫学、災害公衆衛生学。

分子疫学入門
〜精密医療の基礎知識〜

Introduction to molecular epidemiology :
Basic knowledge of precision medicine

©Shinichi KURIYAMA 2020

2020 年 4 月 7 日　　初版第 1 刷発行

著　者　栗山　進一
発行者　関内　隆
発行所　東北大学出版会
　　　　〒 980-8577　仙台市青葉区片平 2-1-1
　　　　TEL : 022-214-2777　FAX : 022-214-2778
　　　　https://www.tups.jp　　E-mail:info@tups.jp
印　刷　株式会社　仙台共同印刷
　　　　〒 980-0039　仙台市宮城野区日の出町 2-4-2
　　　　TEL : 022-296-7161　FAX : 022-236-7163

ISBN978-4-86163-320-1　C3047